9割の人が知らずに損してる
頭のいい体の使い方便利帳

ホームライフ取材班〔編〕

青春新書 PLAYBOOKS

はじめに

何気なく、こんなことを言ってしまっていませんか。

「階段を上るのがきつい」
「食事に、洗濯、掃除……。家事を毎日やるのがしんどい」
「荷物が重くて持ち上がらない」

昔は、なんでもテキパキこなしていたし、疲れも残らなかった。けれど、年齢を重ねるごとに体のあちこちにガタがきたり、さび付いていたり……。

そんな人こそ、「歩き方」「持ち方」「動き方」など、体の動きをちょっと変えるだけで、今よりももっとスムーズな毎日が送れるようになりますよ。本書では、「転ばない坂道の歩き方」や「首・肩がこらないスマホの持ち方」、さらに「疲れない食器の洗い方」など、日々の生活はもちろん、あらゆる場面で役立つコツとテクニックを収録しました。気になるところから読んで、試してみてください。

あなたの生活に少しでもお役に立てれば、これ以上の幸せはありません。

2019 年 9 月

ホームライフ取材班

9割の人が知らずに損してる　頭のいい体の使い方便利帳◇もくじ

第1章　"しんどい"がなくなる「歩き方」「立ち方」「座り方」

疲れにくい階段の上り方 … 10
疲れにくい階段の下り方 … 12
疲れたときの階段の上り方 … 14
疲れない、転ばない坂道の歩き方 … 16
背筋がピンとした若々しい歩き方 … 20
泥はねしない歩き方 … 22
滑らない雪道の歩き方 … 26
急いでいるときの走り方 … 28
短距離を速く走る姿勢 … 30
長距離でも疲れにくい走り方 … 34
腰を痛めないイスの立ち方・座り方 … 36
長い時間でもお尻が痛くならない座り方 … 40
肩こりしないデスクワークの座り方 … 42
足がしびれない正座 … 44
肩がこらない編み物・手芸などの手作業 … 46

第2章 疲れがたまらない車・電車・自転車の「乗り方」

コラム　立ちくらみしない立ち方／足腰を強くする「和式トイレポーズ」……48 50

乗り物酔いしない車の乗り方……54
長い時間でも疲れにくい車の運転……56
揺れる電車でふらつかない立ち方……58
肩こりしない電車のつり革の持ち方……60
坂道でもラクラク自転車のこぎ方……62
コラム　無理せずに人ごみをすり抜ける歩き方……64

第3章 体を痛めない「持ち方」「動かし方」

首・肩がこらないスマホの持ち方……68
リュック・ハンドバッグの持ち方……70
重いレジ袋・新聞紙の束の持ち方……72
重い段ボールの持ち方……76

段ボールを抱えたままでする階段の上り方
腰に負担をかけない布団の上げ下ろし方
高いところに届く手の伸ばし方
安定するトレーの持ち方

コラム　腰を痛めずに抱っこできる赤ちゃんの抱え方

第4章 あらゆる場面で役立つ「プラスαの動き方」

固いキャップの開け方
よろめかない靴下のはき方
疲れにくい鉛筆の持ち方
まっすぐ釘打ちができる金づちの使い方
ぶれないカメラの持ち方
濡れない傘の持ち方
大きな声を出せる拍手の仕方
足元に水が飛び散らない顔の洗い方
ひざを痛めないスクワット
高く跳べるジャンプの仕方
正確にボールを蹴れる足の動かし方

78 80 82 84 86　90 92 94 98 100 102 104 106 108 110 112 114

第5章 日々の家事が楽になる「体の使い方」

コラム　風船のふくらませ方 … 116

疲れにくい掃除機の持ち方・かけ方 … 120
腕だけに負担をかけないアイロンのかけ方 … 122
力を抜いてできる洗濯物の干し方 … 124
上手に包丁を使える姿勢 … 126
硬い・柔らかい物で失敗しない包丁の力の入れ方 … 128
スラスラ皮むきできる包丁の持ち方 … 130
安定してテーブルにお皿を置く方法 … 132
疲れない食器の洗い方 … 134
疲れがたまらない風呂掃除 … 136
簡単にできる雑巾の上手な絞り方 … 138
腕だけに負担をかけない窓ふき … 140
腰を痛めない床掃除 … 142

コラム　腰を痛めない草むしり … 144

第6章

体と心をいたわる「ストレッチ」

腰痛改善のふくらはぎの揉み方 … 148
長時間のデスクワークに効く肩の回し方 … 150
お尻や股関節・足をやわらげる足の動かし方 … 152
首や手・腕の張りをほぐす筋肉刺激 … 154
ずっと下向きだった首に効く伸ばし方 … 158
首・肩のこりを解きほぐす首の回し方 … 160
腰痛と冷え解消のお尻のほぐし方 … 162
「いま」できる目の疲れのほぐし方 … 164
腰が痛くならない寝方 … 166
スッキリ目覚める起き方 … 168
眠気覚ましの両耳たぶの使い方 … 170
緊張をほぐすストレッチ … 172
だるさを吹き飛ばすリフレッシュ法 … 178
やる気が出てくる片鼻呼吸法 … 180
集中したいときの「瞑想ストレッチ」 … 182

コラム　脳が切り替わる「パワーポーズ」 … 184

第1章

"しんどい"がなくなる「歩き方」「立ち方」「座り方」

歩き方

疲れにくい階段の上り方

家の階段を上る前、いやになってため息をついてしまうことはありませんか。でも、体の重心をちょっと変えれば、楽に上ることができるようになりますよ。

足は骨盤幅に広げて、真上に足を出す

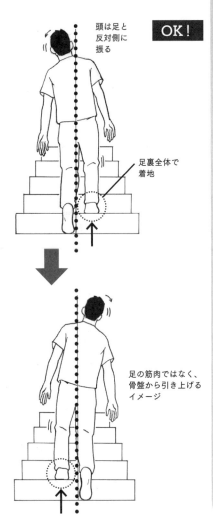

OK!

頭は足と反対側に振る

足裏全体で着地

足の筋肉ではなく、骨盤から引き上げるイメージ

前に出した側の足と同じ側に重心を置くと、ひざに負担がかかりやすい

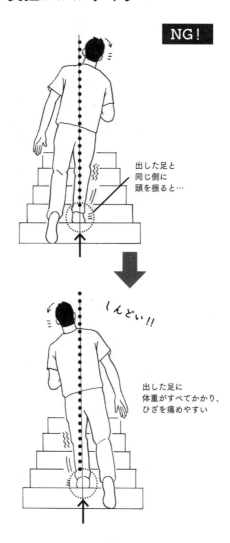

NG!

出した足と同じ側に頭を振ると…

しんどい!!

出した足に体重がすべてかかり、ひざを痛めやすい

歩き方

疲れにくい階段の下り方

階段を下りるとき、不安定になったりぎこちない歩き方になっていませんか。そのままだと体に負担がかかり、転倒の危険もありますよ。

頭を、足を下ろす側と反対側に振ると安定する

OK!

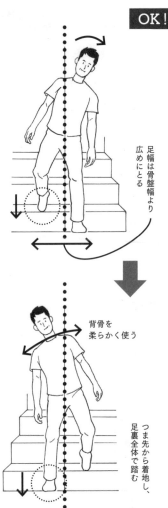

足幅は骨盤幅より広めにとる

背骨を柔らかく使う

つま先から着地し、足裏全体で踏む

第1章 "しんどい"がなくなる「歩き方」「立ち方」「座り方」

体の中心に足を下ろすと不安定になり、足に負担がかかる

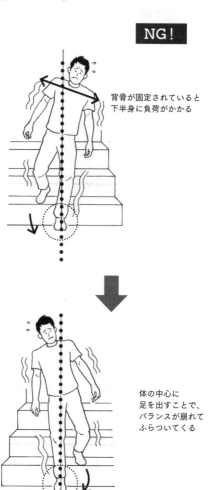

背骨が固定されていると下半身に負荷がかかる

体の中心に足を出すことで、バランスが崩れてふらついてくる

歩き方

疲れたときの階段の上り方

①手の小指を自分の方へ巻き込む

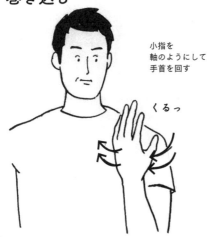

小指を軸のようにして手首を回す

くるっ

②出した手と同じ側のひざを一緒に上げる
→手足が連動する

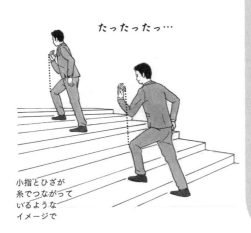

たったっ…

小指とひざが糸でつながっているようなイメージで

急ぎたいのに体がついていかないことありませんか。特に階段で息が続かず、諦めてしまいがちな人に必見の、効率的な体の使い方を紹介します。

第1章 "しんどい"がなくなる「歩き方」「立ち方」「座り方」

> だんだん疲れてきたら…

①手のひらを太ももにつけて上る

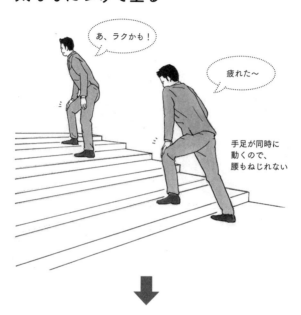

あ、ラクかも！

疲れた〜

手足が同時に動くので、腰もねじれない

上半身と下半身の力が連動し、全身の力で上っていることになるので、効率的

歩き方

疲れない、転ばない坂道の歩き方

「坂道か…」とうんざりすること、ありますよね。始めはいいけれどだんだんと足が上がらないということも。そこで少しでも疲れない、さらに転ばない歩き方の秘密を紹介します。

①足の裏の「かかと」「母指球」「小指の付け根」を結んだ三角形を意識

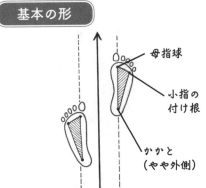

基本の形

母指球
小指の付け根
かかと（やや外側）

②母指球の上にひざを乗せて、左右のひざを平行に振り出す

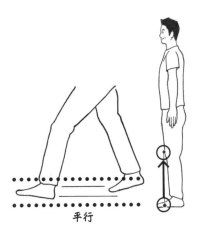

平行

③傾斜に合わせた歩き方をする

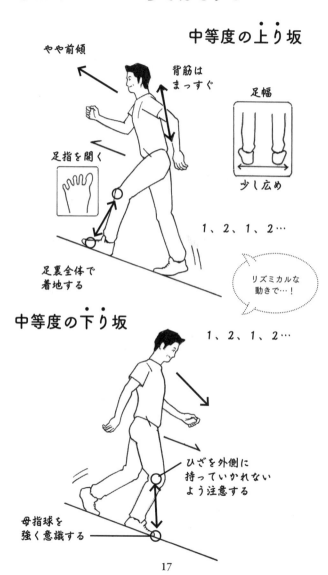

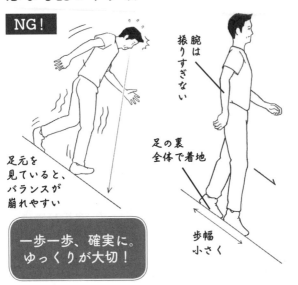

④呼吸はリズミカルに行う

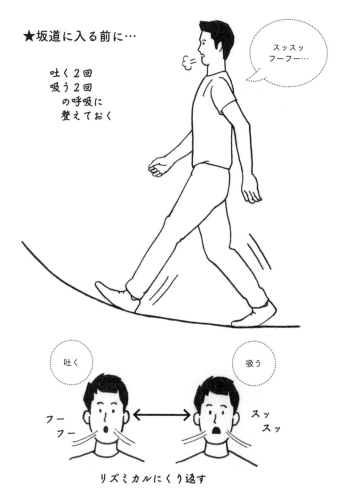

★坂道に入る前に…

吐く2回
吸う2回
　の呼吸に
　　整えておく

※リズミカルな呼吸と全身の動きとの連動で、呼吸の乱れが軽減される

歩き方

背筋がピンとした若々しい歩き方

100歳まで自分の足で歩くには、体を支える筋肉が必要。毎日正しく立つ、正しく歩くことで、長寿体質の筋肉を作れます。筋肉がつけば代謝もアップして、肥満防止にもなります。

① 正しい立ち方を日々実践して、立つための筋肉を鍛える

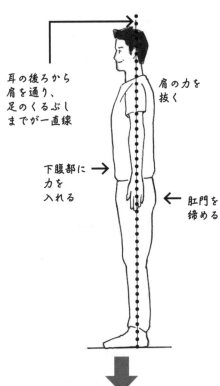

- 耳の後ろから肩を通り、足のくるぶしまでが一直線
- 肩の力を抜く
- 下腹部に力を入れる
- 肛門を締める

↓

曲がっていた背中やひざが伸び、後ろに落ち込んでいた腰が持ち上がる
『正しい立ち方』

②前足はかかとから着き、後ろ足は足の親指からしっかり蹴り出すことを意識

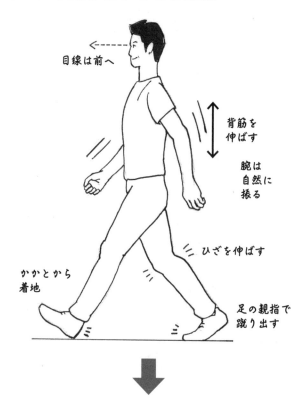

正しい歩き方をすることで、
正しい姿勢、正しい筋肉が作られ、
いつまでも健康な体でいられる

歩き方

泥はねしない歩き方

例えば友人宅や、営業先を訪問するとき、パンツの裾やストッキングに泥はねしてしまったら、最悪な気分になりますよね。そんな泥はねを解消できる上手な歩き方があるのです。

①泥はねの原因を考える

内股やがに股など、
歩き方にクセがある

蹴った足のかかとが
内側を向いたとき、
反対側の足に泥がつく

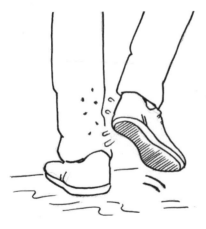

そうだったのか！

足のかかとが内側に向かない
歩き方をすれば、泥はねしない

②足をかかとからまっすぐ前へ出す

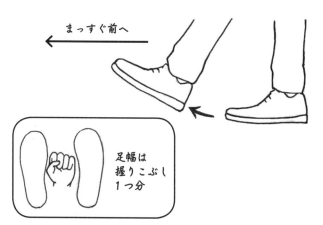

足幅は握りこぶし1つ分

③少し大股で、かかとから着地

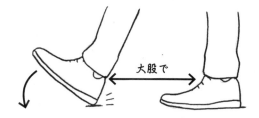

④かかとからつま先へ重心を移動

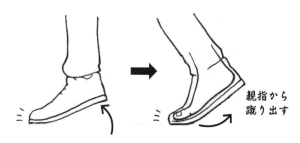

親指から蹴り出す

～まっすぐ歩くために、親指と腓骨筋を鍛える～

①イスなどに手をついて体を支え、足を肩幅に開く

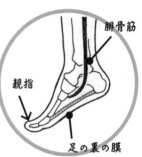

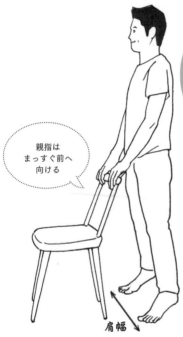

親指はまっすぐ前へ向ける

肩幅

腓骨筋が鍛えられると、そこにつながる足の裏の膜がしっかりと張る

足全体が安定して左右にブレない

②親指の付け根に重心を集中させて、つま先立ちをする

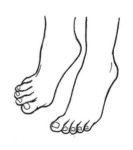

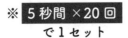

※ **5秒間 ×20回** で1セット

第1章 "しんどい"がなくなる「歩き方」「立ち方」「座り方」

> **エアタオルギャザー** このエクササイズもあわせて行うと効果アップ！

①手の指を、足の指の間に入れて曲げ、筋肉を刺激する

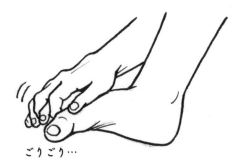

ごりごり…

②足の指でタオルを繰り寄せるような動きを30回行う

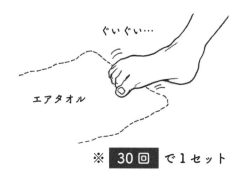

ぐいぐい…

エアタオル

※ **30回** で1セット

> **ポイント** どちらも朝晩1セットずつ、2週間以上続けるのがオススメ

歩き方

滑らない雪道の歩き方

滑りやすい道では、滑って転ばないように と、つい力が入った歩き方をしてしまいます。そんな場合、体を柔らかく保ってふんわり歩くことで、安定した歩行ができます。

①足裏全体で接地するようにして、ふんわり歩く

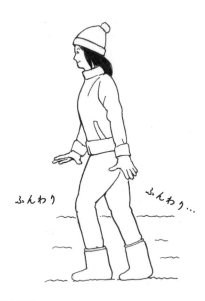

ふんわり　ふんわり...

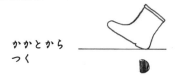

NG!　接地面積がせまく不安定

かかとからつく

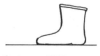

OK!　接地面積が広く安定

足裏全体でつく

~手もうまく使えば効果的~
②両手の手のひらを下に向ける

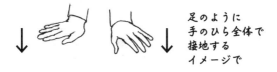

足のように
手のひら全体で
接地する
イメージで

③同じ側の手足を出しながら、歩幅を小さくして歩く

④体を固めずに揺れながらバランスをとる

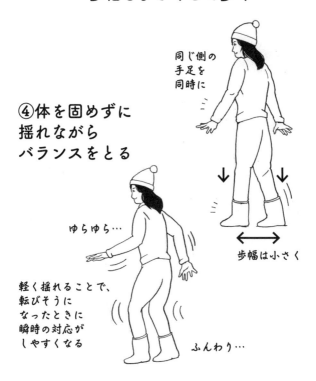

同じ側の
手足を
同時に

歩幅は小さく

ゆらゆら…

軽く揺れることで、
転びそうに
なったときに
瞬時の対応が
しやすくなる

ふんわり…

走り方

急いでいるときの走り方

信号が変わる前に渡りたいのに走れない、息が続かないなど、諦めて足が止まってしまう経験はありませんか。そんなときは、「ある力」を利用すれば楽にダッシュできます。

①体を倒しながら足を出すと、余計な筋力を使わず疲れにくい

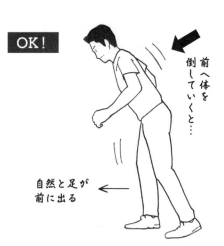

OK！
前へ体を倒していくと…
自然と足が前に出る

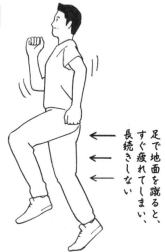

NG！
足で地面を蹴ると、すぐ疲れてしまい、長続きしない

②手と足で同時に、地面をパンチするようにして走る

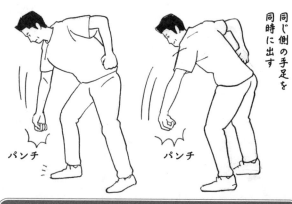

同じ側の手足を同時に出す

パンチ　　パンチ

パンチすることで、腕と足が同時に出しやすくなる

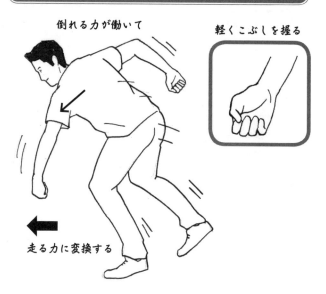

倒れる力が働いて

軽くこぶしを握る

走る力に変換する

走り方

短距離を速く走る姿勢

信号が変わる前に渡りたい、運動会で子どもにかっこいい姿を見せたいなど、速く走れるようになっておきたいもの。コツをおさえて練習してみましょう。

①顔をしっかり上げ、胸を張り、背中をまっすぐにして立つ

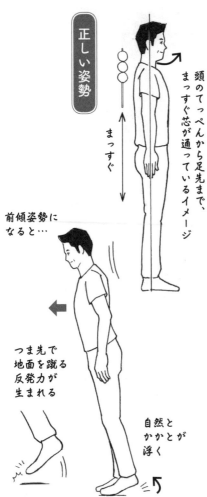

正しい姿勢

頭のてっぺんから足先まで、まっすぐ芯が通っているイメージ

まっすぐ

前傾姿勢になると…

つま先で地面を蹴る反発力が生まれる

かかとが自然と浮く

②手のひらの力を抜き、胴体を動かさずに腕だけ振る

胴体は動かさず、正しい姿勢をずっとキープ

↓

フォームが崩れてしまうと、腕を大きく振っても足を高く上げてもスピードは出ない

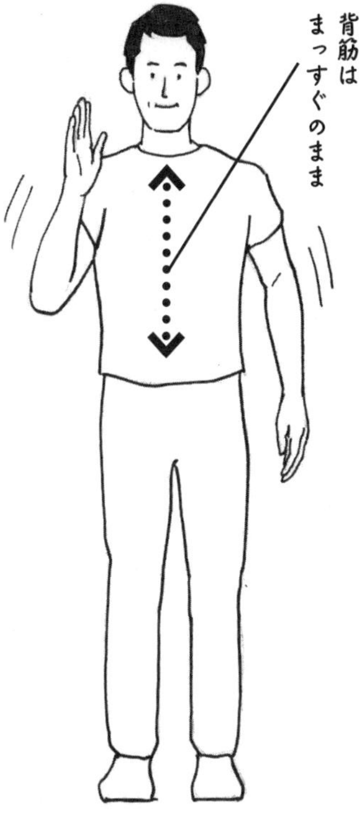

背筋はまっすぐのまま

横から

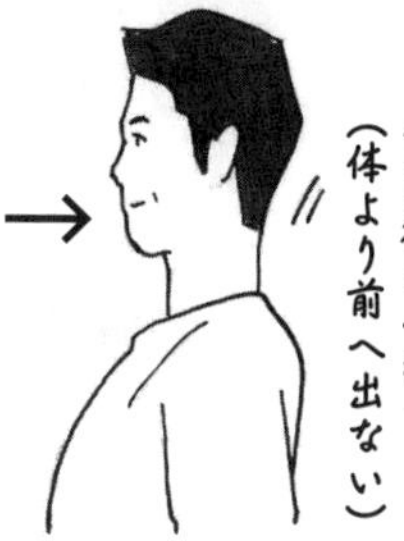

首は後ろへ引く（体より前へ出ない）

常に自分の姿勢をチェックすることが大切

③最初の一歩は体より後ろに着く

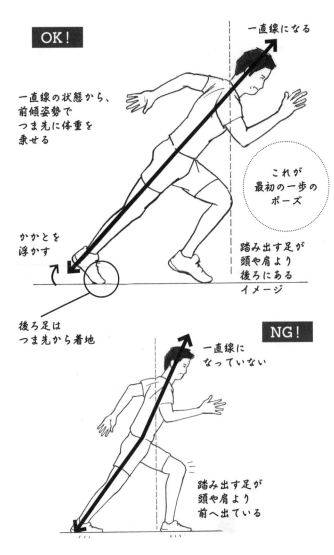

④つま先で地面を蹴り、足は体の後ろへ、腕はしっかり振る

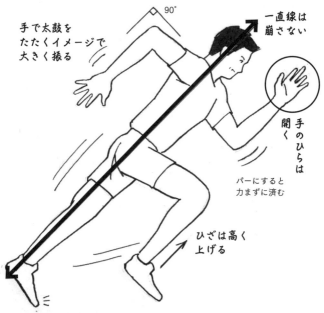

ポイント 蹴り上げる足のくるぶし（★）を軸足のひざの高さまで上げると良い

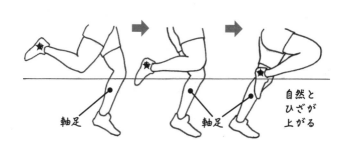

走り方

長距離でも疲れにくい走り方

ランニングで長距離を最後まで走りきるには、フォームや足の着地が重要。初心者でも走り切れるような走り方のポイントをわかりやすく紹介します。

①ひざ下から地面に垂直に着地

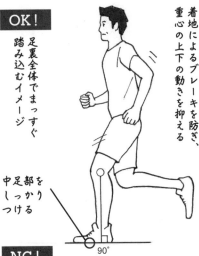

OK!

足裏全体でまっすぐ踏み込むイメージ

着地によるブレーキを防ぎ、重心の上下の動きを抑える

中足部をしっかりつける

90°

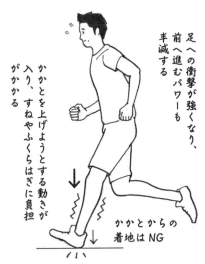

NG!

足への衝撃が強くなり、前へ進むパワーも半減する

かかとを上げようとする動きが入り、すねやふくらはぎに負担がかかる

かかとからの着地はNG

②体の軸をまっすぐに保ち、前傾姿勢を意識しながら、腕は90°

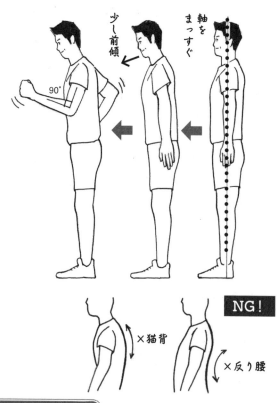

シューズcheck!!

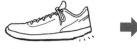

つま先に比べてかかとだけ
すり減っていたら…

→ かかとに重心をかけて
走っている証拠なので
改善が必要

立ち方

腰を痛めないイスの立ち方・座り方

イスから立つときは「どっこいしょ！」、座るときは「ドスン！」と尻もちをついていませんか。重心の移動をうまく使った無理のない動きで、美しい立ち座りの姿勢を学びましょう。

立つとき

①つま先とひざを垂直線上に整えて、土台を安定させる

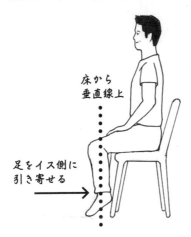

床から垂直線上

足をイス側に引き寄せる

②股関節から上体を前傾させる

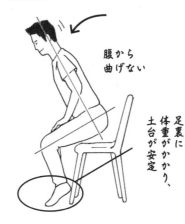

腹から曲げない

足裏に体重がかかり、土台が安定

③頭の重さで お尻が上がったら、股関節とひざを伸ばして立つ

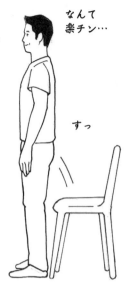

NG！

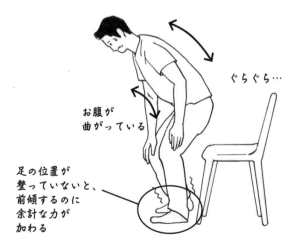

座るとき

①腹部は曲げず、骨盤・腰骨をまっすぐに保つ

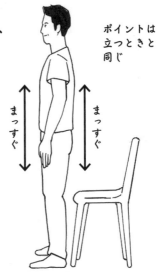

ポイントは立つときと同じ

まっすぐ

まっすぐ

ここでバランスを崩すと、尻もちをついて座ることになってしまう

②股関節から上体を前傾していくと、静かに座れる

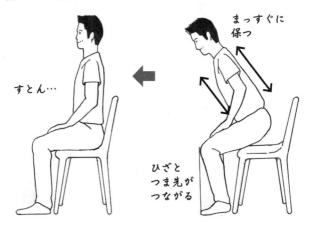

すとん…

まっすぐに保つ

ひざとつま先がつながる

応用編

正座の立つ・座る場合も基本は同じ

正座から立つとき

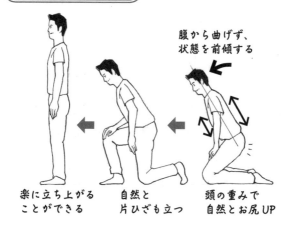

腹から曲げず、状態を前傾する

頭の重みで自然とお尻UP

自然と片ひざも立つ

楽に立ち上がることができる

正座するとき

上体を前傾して腰を下ろす

まっすぐ

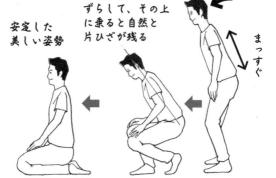

片足を後ろにずらして、その上に乗ると自然と片ひざが残る

安定した美しい姿勢

座り方

長い時間でもお尻が痛くならない座り方

せっかく映画を集中して観ていたのに、お尻が痛くてたまらなくなったことはありませんか。長時間座りっぱなしでも、疲れない座り方があります。さっそく実行してみましょう。

①座骨をシートの後ろぎりぎりまで寄せる

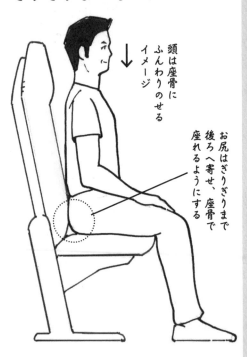

頭は座骨にふんわりのせるイメージ

お尻はぎりぎりまで後ろへ寄せ、座骨で座れるようにする

NG!

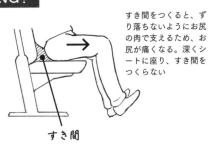

すき間をつくると、ずり落ちないようにお尻の肉で支えるため、お尻が痛くなる。深くシートに座り、すき間をつくらない

すき間

②背もたれに体重をあずける

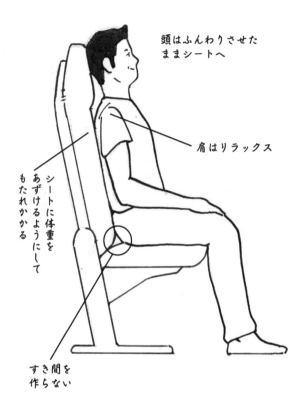

頭はふんわりさせたままシートへ

肩はリラックス

シートに体重をあずけるようにしてもたれかかる

すき間を作らない

シートを押しつけないことが姿勢を崩さないポイント

座り方

肩こりしないデスクワークの座り方

長時間のデスクワークで、気がつくと肩がガチガチ。そうならない肩こり対策とは、「座る姿勢」を見直すこと。肩こりがラクになる「正しい座り方」を伝授します。

①骨盤がまっすぐ立った状態でイスに座る

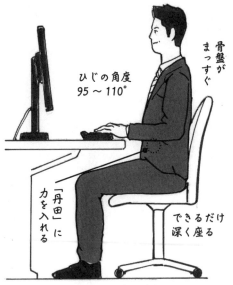

- 骨盤がまっすぐ
- ひじの角度 95〜110°
- 「丹田」に力を入れる
- できるだけ深く座る

太ももと床は平行にして、足は床につける

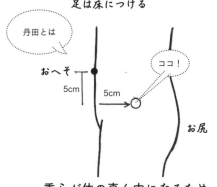

丹田とは / ココ！ / おへそ / 5cm / 5cm / お尻

重心が体の真ん中になるため、ラクな座り方になる

第1章 "しんどい"がなくなる「歩き方」「立ち方」「座り方」

②パソコンは体の正面に置くことで、体の真ん中から重心がずれないようにする

上から見た図

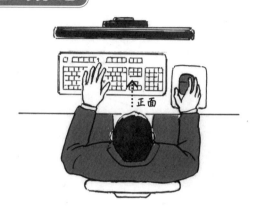

※ディスプレイの位置は目線より下に

ノートPCは下に台などを置いて目線を調整

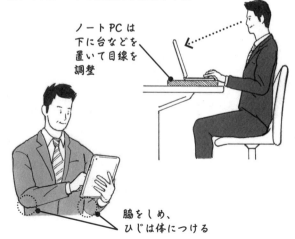

脇をしめ、ひじは体につける

座り方

足がしびれない正座

正座中、足がしびれて全身がフリーズ。特に静まり返った空気の中で「しびれたー!」なんて言えませんよね。いざというときに役立つ、足のしびれを回避する方法があります。

①正しい正座の姿勢をする

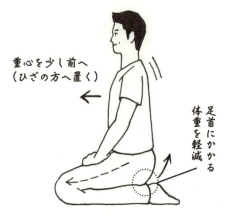

重心を少し前へ（ひざの方へ置く）

足首にかかる体重を軽減

②足の甲を重ねる

後ろから見た図

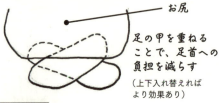

お尻

足の甲を重ねることで、足首への負担を減らす
（上下入れ替えればより効果あり）

NG!

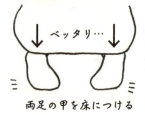

ベッタリ…

足首が一番伸びた状態になり、足先がしびれやすくなる

両足の甲を床につける

第1章 "しんどい"がなくなる「歩き方」「立ち方」「座り方」

③体の重心を時々移動させる

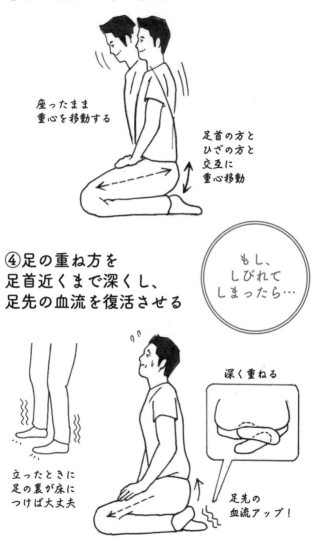

座ったまま重心を移動する

足首の方とひざの方と交互に重心移動

④足の重ね方を足首近くまで深くし、足先の血流を復活させる

もし、しびれてしまったら…

深く重ねる

立ったときに足の裏が床につけば大丈夫

足先の血流アップ！

座り方

肩がこらない編み物・手芸などの手作業

①両脇を少し開けて、ひじや肩が動くようにする

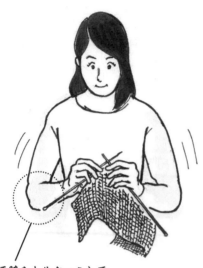

両脇をしめないことで、ひじや肩が自由に動く

手の高さをこまめに変化させて、首の角度が一定にならないようにする

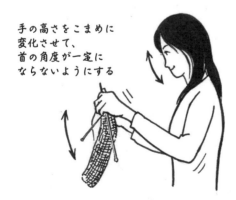

趣味や仕事に熱中していると、同じ姿勢で頑張りすぎてしまうことがあります。でも、それが肩こりの大きな原因に。少しでも体の痛みが軽減できるような姿勢を学びましょう。

②下を向くときは、顔や首だけでなく、背中を丸めてみる

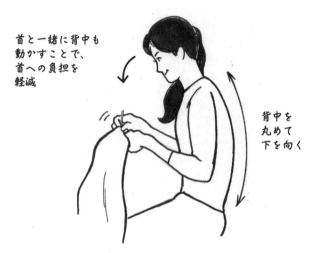

首と一緒に背中も動かすことで、首への負担を軽減

背中を丸めて下を向く

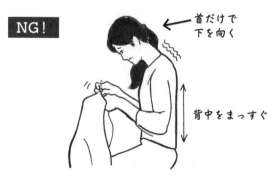

NG!

首だけで下を向く

背中をまっすぐ

全身を連動させない動きは、血流を悪くさせ、疲労をためてしまう

立ち方

立ちくらみしない立ち方

長時間の座りっぱなしから立ち上がるとき、ふらっとしたことはありませんか。足にたまった血液をちょっとした運動で上に送り出して、立ちくらみを防ぎましょう。

①座った状態から急に立ち上がらない

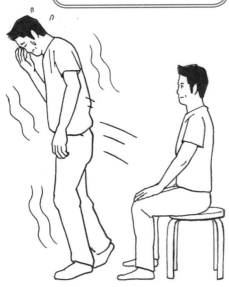

立ちくらみは、長時間同じ姿勢から急に動くときに起こる

立ちくらみの原因は…？

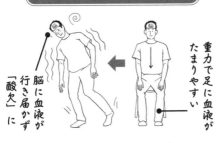

重力で足に血液がたまりやすい

脳に血液が行き届かず「酸欠」に

②足にたまった血液を上に押し上げるための「筋肉の運動」を行う

これらの運動を行ってから、ゆっくりと立ち上がる

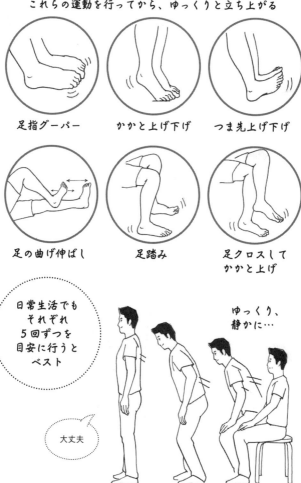

足指グーパー

かかと上げ下げ

つま先上げ下げ

足の曲げ伸ばし

足踏み

足クロスしてかかと上げ

日常生活でもそれぞれ5回ずつを目安に行うとベスト

ゆっくり、静かに…

大丈夫

コラム

足腰を強くする「和式トイレポーズ」

足腰の衰えやふくらはぎ、足首などが硬くなっていると感じることはありませんか。ひざや足腰を強くするヨガポーズで、柔らかくしましょう。

① 足の裏を床にべったりとつけて、両足は肩幅より広めに、つま先は外側に向けて立つ

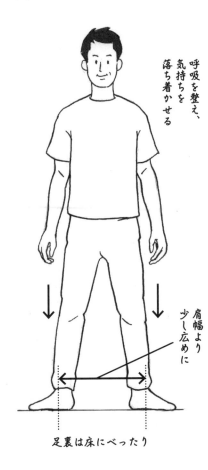

呼吸を整え、気持ちを落ち着かせる

肩幅より少し広めに

足裏は床にべったり

②そのまま床に垂直にしゃがみこむ。お尻を床につけないように注意

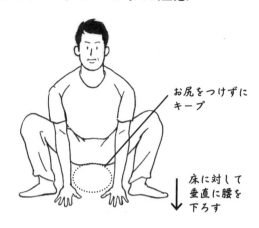

③両手を合掌し、ひじで両ひざを外側へ押す

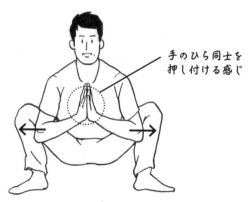

第2章

疲れがたまらない
車・電車・自転車の「乗り方」

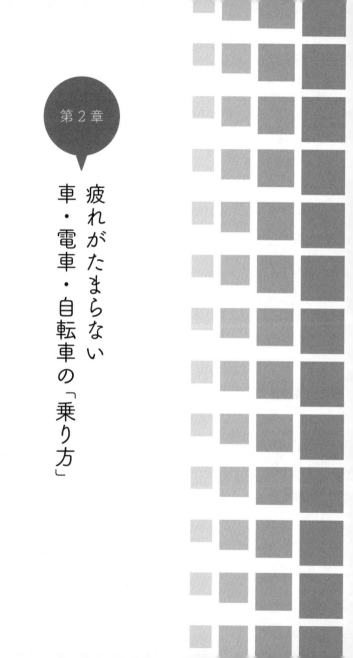

乗り方

乗り物酔いしない車の乗り方

仲間や家族でドライブするのはとても楽しいのに、車酔いしてしまっては、せっかくのドライブも台なし。ちょっとしたコツで、つらい車酔いを軽減できます。

車酔いの仕組み

「自分はじっと動かない」と「景色はどんどん変わっていく」。この感覚のズレにより車酔いがおきる

①できるだけ遠くに目線を置く
〜車中から見る景色を変えてみる〜

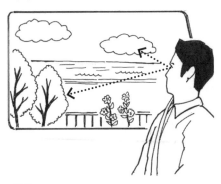

近く 景色が次々と変化

疲れる

遠く 景色がほぼ一定

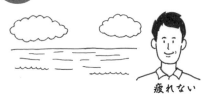
疲れない

②遠心力を意識して、逆らうように体をまっすぐに保つ

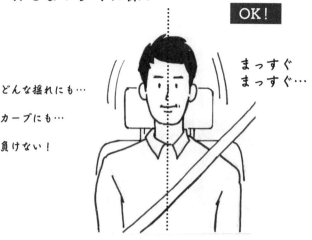

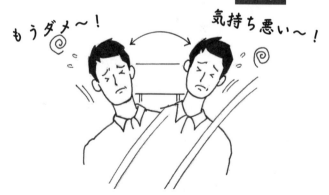

人間の耳の奥にある三半規管のリンパ液が揺さぶられることで、体のバランスがとれなくなる

乗り方

長い時間でも疲れにくい車の運転

車の走行中は道路の状態やカーブの大きさなどで、ハンドル操作が乱れてしまうことも。できるだけ安全で疲れずに運転するためには、ハンドルを持つ位置を変えてみましょう。

①ハンドルを握る位置は、9時15分を基本に

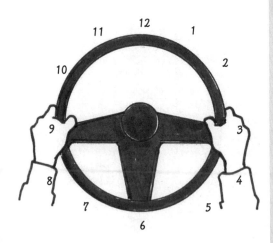

9時15分より…

高い位置→脇が空いて疲れやすい
低い位置→ハンドルを回す操作が窮屈に

②手のひらで軽くハンドルを前に押すように持つ

指先、手首、ひじ、肩は力まず、リラックスする

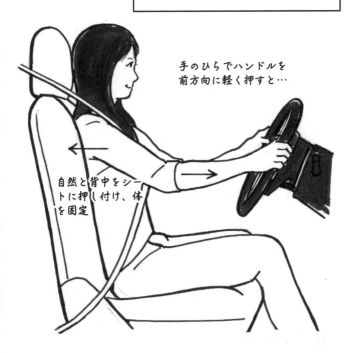

手のひらでハンドルを前方向に軽く押すと…

自然と背中をシートに押し付け、体を固定

体とハンドルの位置を一定に保つことで、ハンドル操作がしやすくなる

乗り方

揺れる電車でふらつかない立ち方

① つり革につかまれないときの足の置き方は、右足まっすぐ左足を斜めに

（上から見た図）

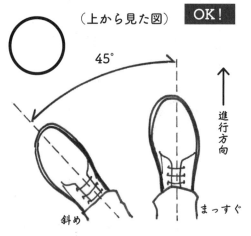

前後左右の揺れに踏ん張りが効く

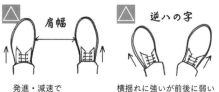

- 肩幅：発進・減速でふらつく
- 逆ハの字：横揺れに強いが前後に弱い

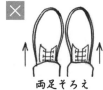

両足そろえ

NG! 常にふらふら、気が抜けない

ガタンゴトンと揺れる電車。荷物を持って両手があかないときは、つり革にさえつかまれません。そんなとき、よろめかずに立っていられる方法を実践してみましょう。

②ふらつきを抑える立ち方は、体重移動と構え方がポイント

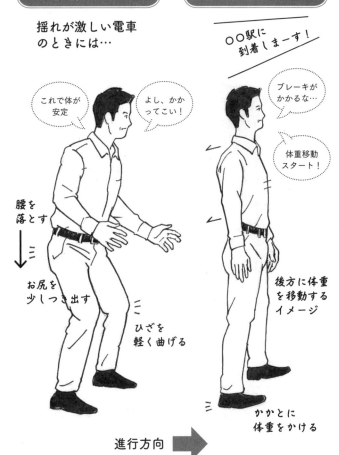

乗り方

肩こりしない電車のつり革の持ち方

電車の中では転倒を防ぐために、つり革につかまりたいもの。ギュッと握る指のうち、人差し指と親指を外した「3本指スタイル」を心がけると、肩こりの解消につながります。

① 5本の指で握ると、腕・肩・背中に余計な力が入る

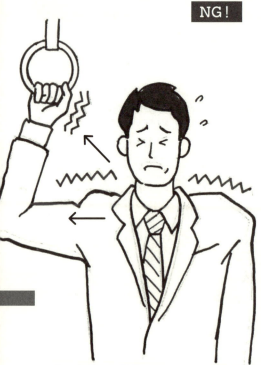

NG！

肩こり悪化の原因に

人差し指と親指は、物をつかむ力が強い

②人差し指と親指を外して握ると、余分な力が抜け、肩こり改善に

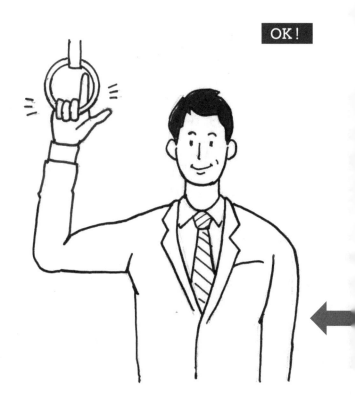

OK!

特に小指をメインにして握ると、肩の力が抜けやすい

乗り方

坂道でもラクラク自転車のこぎ方

自転車で坂道を上るのは、太ももにかなりの負担がかかるもの。ペダルを踏むたび、ハンドルを握る手にも力が入ってしまいます。でも、こぎ方のイメージを変えるだけで、楽になるのです。

①頭を座骨にふんわりのせる

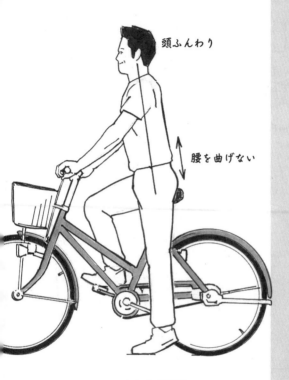

頭ふんわり

腰を曲げない

やや前傾姿勢

②上半身を斜め上に伸び上がりながら、お腹から下に向かってこぐ

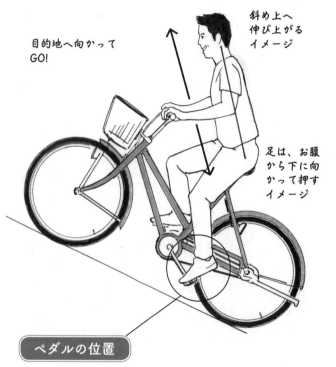

目的地へ向かって GO!

斜め上へ伸び上がるイメージ

足は、お腹から下に向かって押すイメージ

ペダルの位置

かかとでなくつま先が楽

コラム

無理せずに人ごみをすり抜ける歩き方

満員電車、コンサートなどであふれかえる人、人、人。そんな混雑時に使えるすり抜け術を紹介します。ただし痴漢に間違えられないようにご注意を！

①人ごみの中に手やバッグを差し入れる

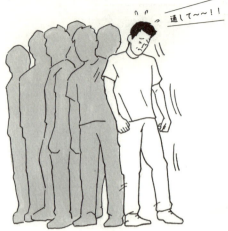

通して〜〜！！

やみくもに押しても入っていけない

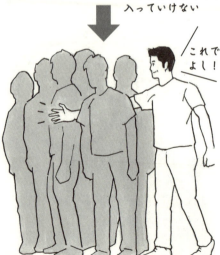

これでよし！

②手（またはバッグ）に リードされるようにしてすり抜ける

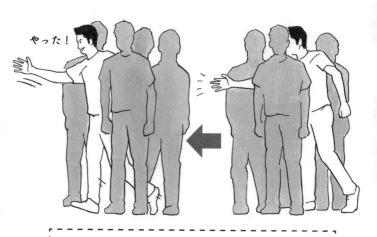

自分の手に自分が引っ張られて しまうようなイメージ

上から見たイメージ図

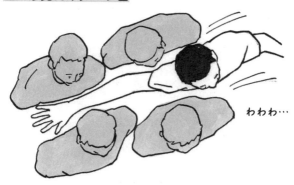

または、ローラーに巻き込まれた手に体が持っていかれるイメージ

第3章

体を痛めない「持ち方」「動かし方」

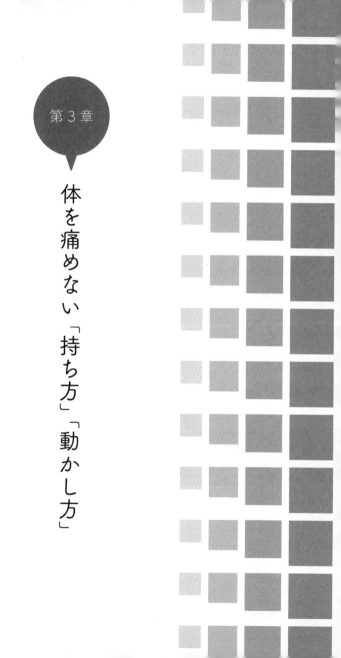

持ち方

首・肩がこらないスマホの持ち方

長時間、スマホを見続けることが原因でひどい肩こりや頭痛に悩まされるなど、体の不調を訴える人が増え続けています。こうした「スマホ症候群」を避けるためにも、正しい姿勢を身につけましょう。

①スマホを持つ手はひじから手の甲までがまっすぐになるようキープ

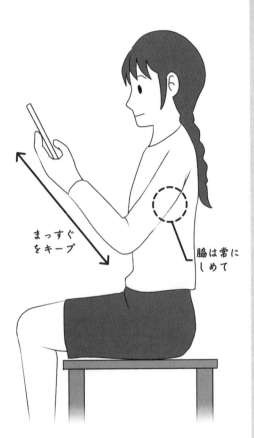

まっすぐをキープ

脇は常にしめて

②スマホを持っていない手は スマホを持つ手と体の間に はさむ

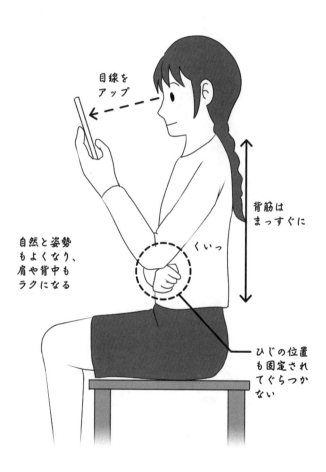

持ち方

リュック・ハンドバッグの持ち方

荷物を詰め込んだ重たいリュックやハンドバッグは、本当にしんどいもの。苦痛を軽減し、長い時間でも耐えられるテクニックを紹介します。

リュックサック（肩掛け）の場合

①骨盤と腰骨をまっすぐにする。腰は反らせない

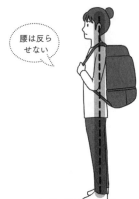

腰は反らせない

自然にまっすぐ

②股関節からほんの少しだけ上体を前傾させる

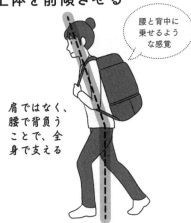

腰と背中に乗せるような感覚

肩ではなく、腰で背負うことで、全身で支える

ハンドバッグ（腕掛け）の場合

①手の甲を上にして、腕にカバンを掛ける

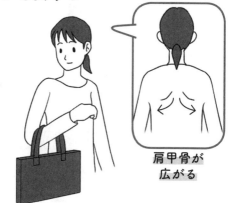

背中に張りが出て、大きな力が生まれる

肩甲骨が広がる

②腕が疲れてきたら、手のひらを上に向ける

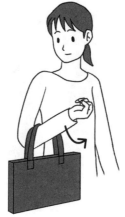

持ち方

重いレジ袋・新聞紙の束の持ち方

①頭は座骨にふんわりのせて、リラックスの姿勢をとる

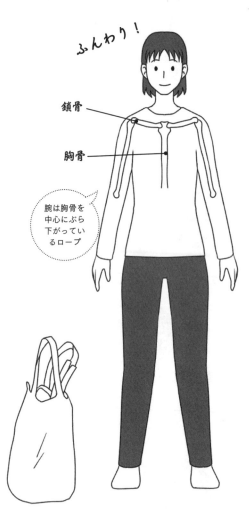

ふんわり！

鎖骨

胸骨

腕は胸骨を中心にぶら下がっているロープ

腕は胸骨から繋がっているので、腕はぶら下がっているロープ、手はフックのつもりでつかむようにすると、腕が疲れないようになりますよ。

第3章 体を痛めない「持ち方」「動かし方」

②胸骨で吊り上げている イメージを持つ

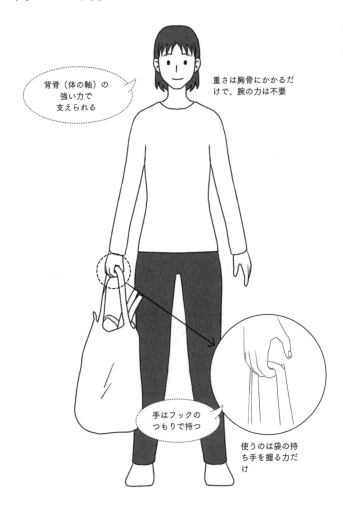

さらに効果的

全体の重さを「散らして」持つようにする

①腕を通して、持ち手をぐるりと手首に巻き付ける

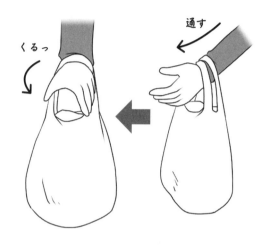

②親指と小指を中心にして、袋をつかむ

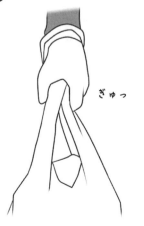

第3章 体を痛めない「持ち方」「動かし方」

発展編

手が痛くならない雑誌や新聞紙の束の持ち方

①腕は伸ばして持つ

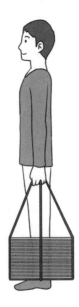

②中指と薬指に引っかけるようにして持つ

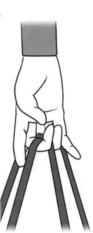

持ち方

重い段ボールの持ち方

引っ越しや宅配などで大変なのが重い段ボール。つい無理をしてしまいますが、動きをひと工夫しただけで楽に持てて、腰痛を軽減できます。

〜持ち上げ方〜
①荷物との距離をつめる

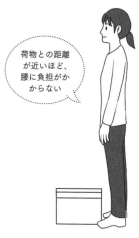

荷物との距離が近いほど、腰に負担がかからない

②お尻を後ろに出しながらしゃがむ

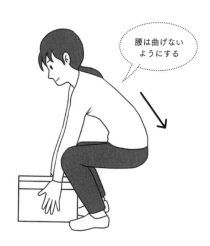

腰は曲げないようにする

③手の甲を上にしてから、手首を返してから持つ

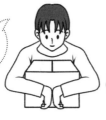
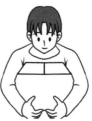

背中と腕が連動して、大きな力が出せる

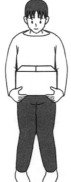

背中と腕が連動して、大きな力が出せる

④股間節から、つま先を閉じて持ち上げる

～下ろし方～
①股関節から、つま先を広げてしゃがむ

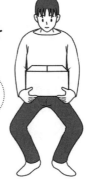

股関節を中心に使うことで、足腰全体の力が引き出せる

腰を下ろしながらつま先を広げていく

持ち方

段ボールを抱えたままでする階段の上り方

重たくて、持ちづらい段ボールを階段を使って運ぶのは、かなり肩や腰に負担がかかるもの。持ち方や体の向きを少し変えるだけで、こんなにも楽になります。

①段ボールの角を持ち、手前側を浮かせ、お腹に引き寄せる

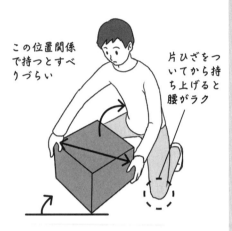

この位置関係で持つとすべりづらい

片ひざをついてから持ち上げると腰がラク

②背中を少しだけ反らしつつ、腕は伸ばして持つ

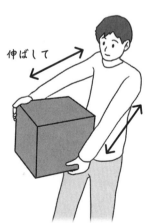

伸ばして

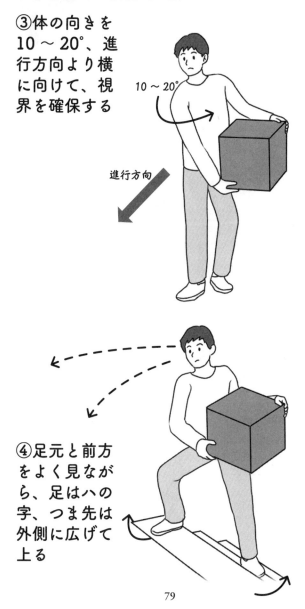

持ち方

腰に負担をかけない布団の上げ下ろし方

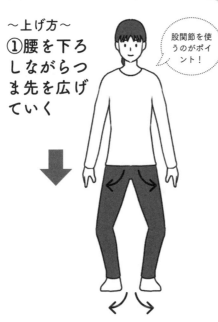

~上げ方~
①腰を下ろしながらつま先を広げていく

股関節を使うのがポイント！

②手の甲を上にして、両腕を布団の幅に広げる

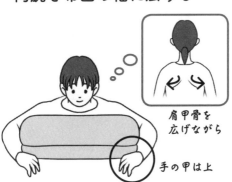

肩甲骨を広げながら

手の甲は上

毎日行う布団の上げ下ろしが大変だと誰しも一度は思ったことがあるはず。腰、ひざ、肩に負担がかからない上げ下ろしには、股関節が大きく関係していたのです。

③手首を返し、手のひらから布団を抱え、つま先を閉じながら腰を上げていく

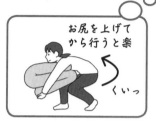

お尻を上げてから行うと楽

くいっ

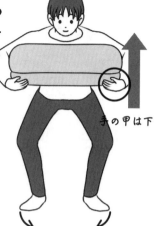

手の甲は下

～下ろし方～
④腰を下ろしながら、つま先を広げてしゃがむ

（上げるときと要領は同じ）

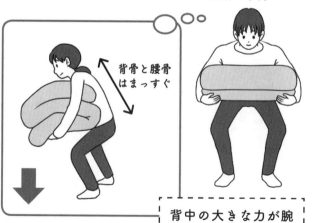

背骨と腰骨はまっすぐ

背中の大きな力が腕まで伝わって、大きな力を引き出せる

動かし方

高いところに届く手の伸ばし方

次のページのように肩甲骨を広げ、手を伸ばしながら背中を引く

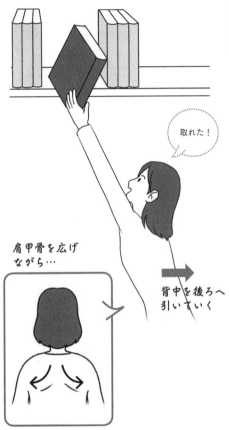

取れた！

肩甲骨を広げながら…

背中を後ろへ引いていく

★肩甲骨が動いた分だけ、腕が長く使える！

「あと少しで届くのに！」と苦戦しながら、必死に物を取ろうとすることってありますよね。そんなとき、肩甲骨をうまく使えば、もう少し手が伸びるようになりますよ。

第3章 体を痛めない「持ち方」「動かし方」

試してみよう！ 肩甲骨で腕が長くなる方法

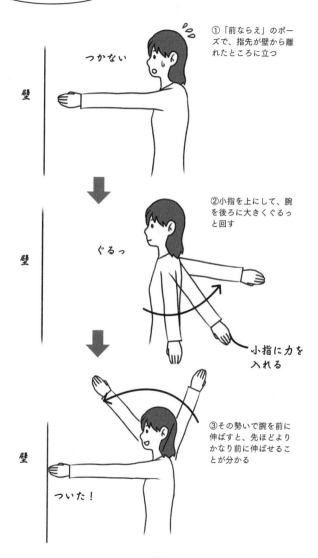

持ち方

安定するトレーの持ち方

①左手のひらの中心がトレーの中心に来るように、指をすべて広げる

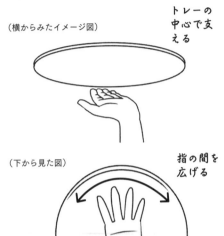

(横からみたイメージ図)

トレーの中心で支える

(下から見た図)

指の間を広げる

②持つ高さは、胸より低く

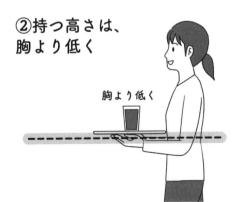

胸より低く

トレーにのせてコップなどを運ぶとき、つい傾いて滑ってしまうことがあります。指を上手に使ってトレーを支えるだけで、片手だけでも安定した持ち方になります。

③歩くときは、視線を前方へ向ける

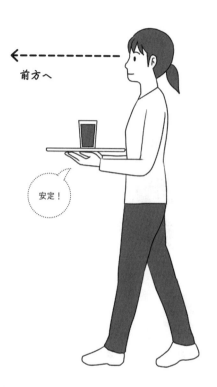

前方へ

安定！

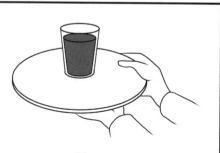

右手は…
右手の親指を上にして、トレーの端に添えて持つ

コラム

腰を痛めずに抱っこできる赤ちゃんの抱え方

①腰をまっすぐにし、赤ちゃんと体を密着させる

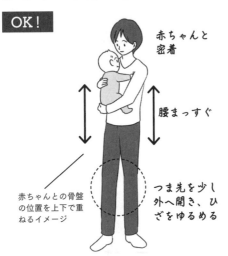

OK!
- 赤ちゃんと密着
- 腰まっすぐ
- 赤ちゃんとの骨盤の位置を上下で重ねるイメージ
- つま先を少し外へ開き、ひざをゆるめる

NG!
- 赤ちゃんと距離がある
- 腰が反り気味

足を伸ばして体が反った状態での抱っこは、腰には最悪のダメージを与えます。このような腰一点に集中した抱っこスタイルにならないよう、姿勢を見直しましょう。

②立ち抱っこで疲れたら、壁に背中をつけて姿勢を修正

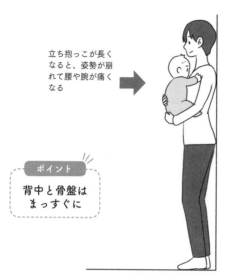

立ち抱っこが長くなると、姿勢が崩れて腰や腕が痛くなる

赤ちゃんと密着し、一体化させて体重を分散

壁と腰の間が空いていたら腰が反った状態

股関節とひざを柔らかく曲げて、腰が壁に沿うように修正

ポイント

背中と骨盤はまっすぐに

★抱っこひもに頼りすぎると、腰を痛める原因に

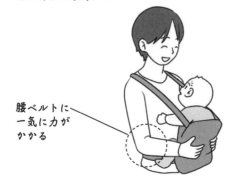

腰ベルトに一気に力がかかる

手や腕でも支えるようにして、腰への負担を軽減

第4章

あらゆる場面で役立つ「プラスαの動き方」

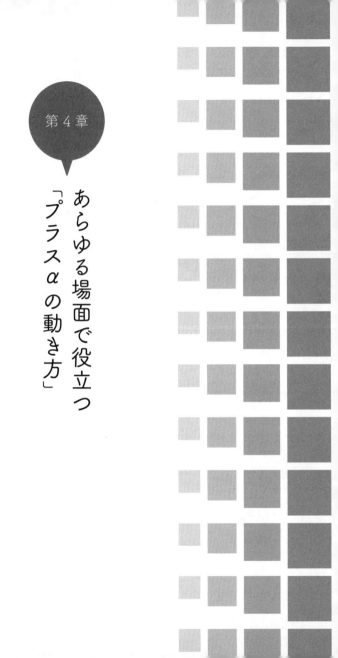

開け方

固いキャップの開け方

固く開けにくいビンやボトルなどのふた。手だけで開けるのではなく、腕全体の力をうまく使えば、楽に開けられますよ。

①右手でふたをしっかりつかみ、左手はビン全体を握る

（右利きの場合）

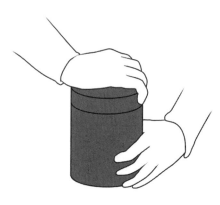

②腕をそのまま前へ伸ばす

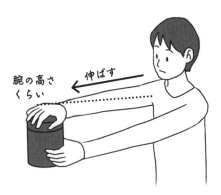

腕の高さくらい　←伸ばす

第4章 あらゆる場面で役立つ「プラスαの動き方」

③両手にしっかり力を込めて、手首を動かさず、ひじを曲げてビンを引き寄せる

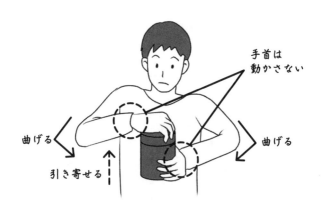

④引き寄せながら腕全体の力で回す

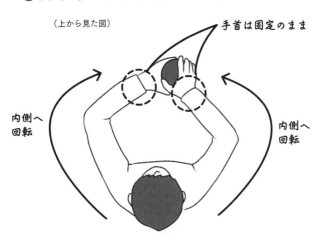

履き方

よろめかない靴下のはき方

片足立ちで靴下をはくとき、よろけてしまいがち。でも、軸足への重心の乗せ方次第で、バランスよく立てるようになります。フラフラせずラクにはける方法を知っておきましょう。

①軸足を決め、そこに頭を乗せるイメージを作る

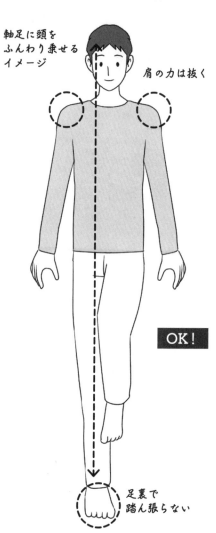

軸足に頭をふんわり乗せるイメージ

肩の力は抜く

OK!

足裏で踏ん張らない

第4章 あらゆる場面で役立つ「プラスαの動き方」

②頭は靴下に向かおうとせず、腰はしならせる程度

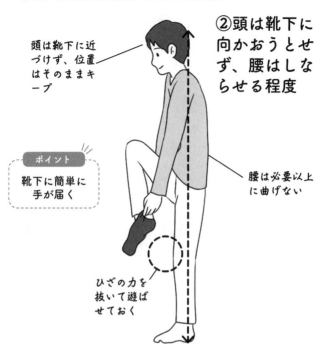

頭は靴下に近づけず、位置はそのままキープ

ポイント
靴下に簡単に手が届く

腰は必要以上に曲げない

ひざの力を抜いて遊ばせておく

NG!

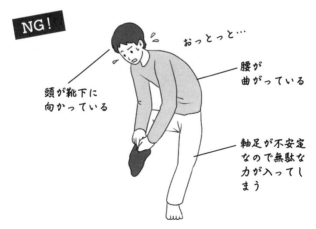

おっとっと…

頭が靴下に向かっている

腰が曲がっている

軸足が不安定なので無駄な力が入ってしまう

持ち方

疲れにくい鉛筆の持ち方

ペンを使って書いていて指や肩が痛くなってくるのは、正しく持てていない証拠。それぞれの指への力の配分がうまくできると、指先への負荷を最小限にできます。

全部の指に力が入っていると、指先だけでなく、ひじや肩まで痛くなってくる

NG！

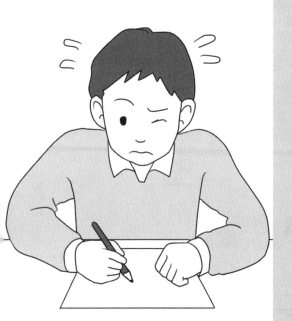

集中力も長続きしない

第4章 あらゆる場面で役立つ「プラスαの動き方」

①それぞれの指の得意とする役割を理解する

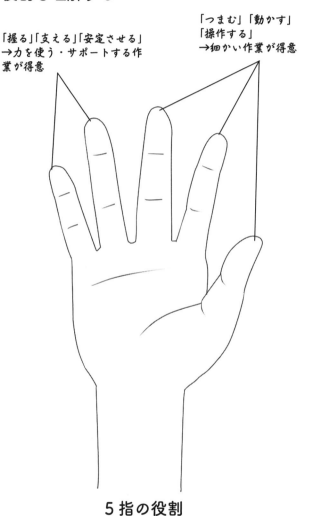

「握る」「支える」「安定させる」
→力を使う・サポートする作業が得意

「つまむ」「動かす」「操作する」
→細かい作業が得意

5 指の役割

②小指側を軽く曲げることで、親指と人差し指の動きが軽やかになる

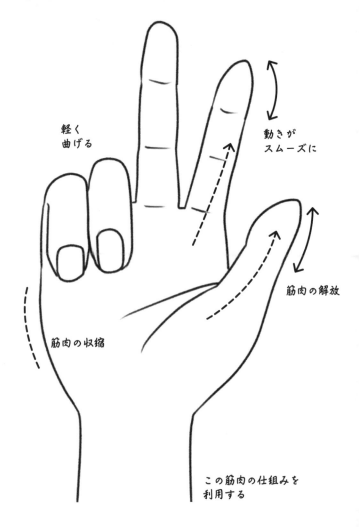

③人差し指にぴったり沿わせた 60°の角度が疲れにくい

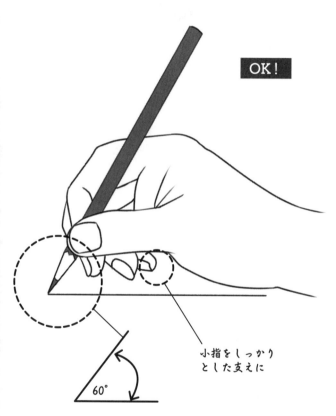

小指をしっかりとした支えに

人差し指の曲げ具合をやや緩めると、この角度になる

動かし方

まっすぐ釘打ちができる金づちの使い方

釘をまっすぐ打つのは慣れていないと至難の業。でも、金づちの仕組みと腕の動きをうまくコントロールできるようになれば、楽に打てるようになりますよ。

①手首はリラックスさせて、金づちの柄はしっかり握る

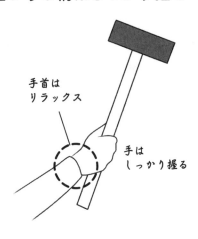

手首はリラックス

手はしっかり握る

②金づちの頭を上げた反動で、釘の頭の上に落とす

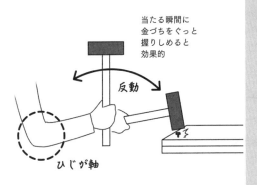

当たる瞬間に金づちをぐっと握りしめると効果的

反動

ひじが軸

より強く釘を打ち込みたいとき

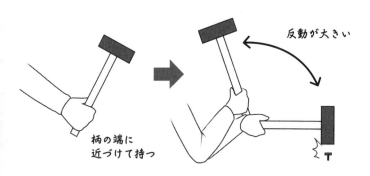

より小刻みに使いたいとき

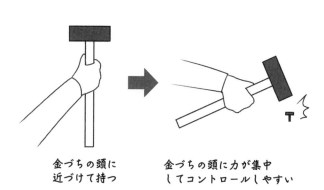

持ち方

ぶれないカメラの持ち方

シャッターを押した力でカメラがぶれてしまい、何度も撮り直す…。そんな経験ありませんか。ぶれないように、安定して撮るカメラの構え方を紹介します。

①両脇をしめて、両手でカメラを持つ

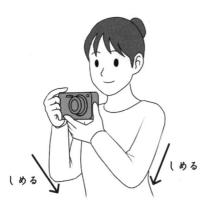

しめる　しめる

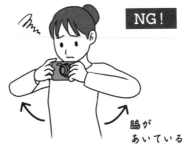

NG!
脇があいている

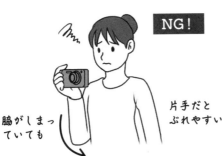

NG!
脇がしまっていても
片手だとぶれやすい

②足を肩幅より広めに開き、下半身を安定させる

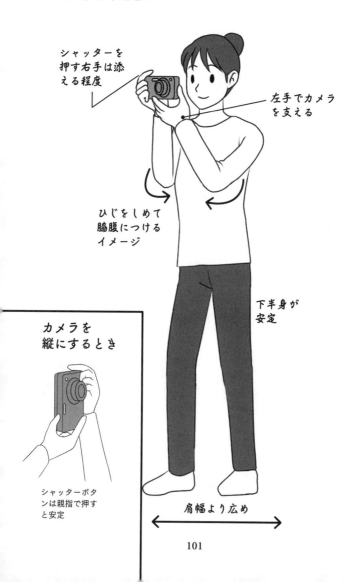

持ち方

濡れない傘の持ち方

雨に濡れないようにする安定した傘の持ち方。これさえ知っていれば、雨の日の移動も少しは苦にならないはず。そのコツを教えます。

①傘の手元は、カーブしている部分を前にすると持ちやすい

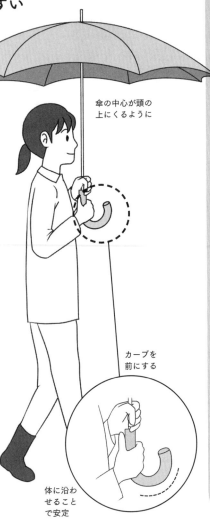

傘の中心が頭の上にくるように

カーブを前にする

体に沿わせることで安定

②雨風が強くなるようなら、その方へ傘を向けて角度を調整する

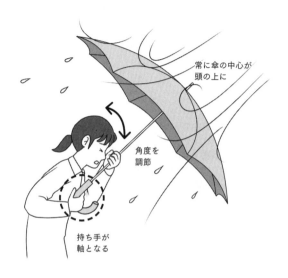

常に傘の中心が頭の上に

角度を調節

持ち手が軸となる

NG!

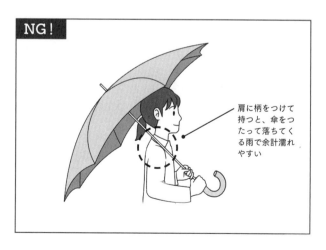

肩に柄をつけて持つと、傘をつたって落ちてくる雨で余計濡れやすい

動き方

大きな音を出せる拍手の仕方

①良い音を出すためには、一方の手は動かさない

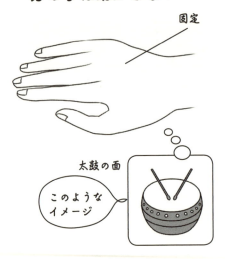

固定

太鼓の面

このようなイメージ

②もう片方の手のひらを下からたたきつける

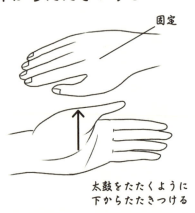

固定

太鼓をたたくように下からたたきつける

「素晴らしい!」と思う気持ちを拍手で伝えたいのに、なかなかきれいな音が出ない、響かない、なんていうことはありませんか。ちょっとしたコツで、その問題が解決できますよ。

③自分の胸より上、または顔の前の高さで拍手をすると、高らかに響く

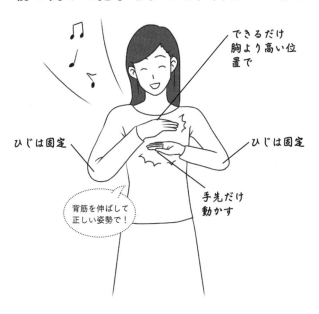

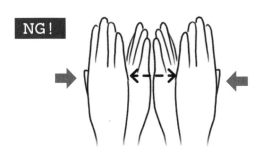

両手の指と指が重なるようにして一緒に動かしてしまうと、音がほとんど響かない

立ち方

大きな声を出せる立ち方

①足は肩幅に開き、太ももの内側と足の裏の内側を意識

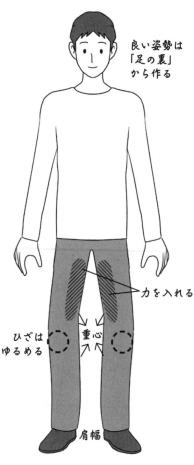

良い姿勢は「足の裏」から作る

力を入れる

ひざはゆるめる

重心

肩幅

★良い声を出すために…
足の裏で地面を踏み込むイメージを持つ

良い発声は体幹と下半身から作られます。さらに呼吸を上手にすれば、声も安定。正しい姿勢と呼吸法を身につけて、遠くまで通る声を目指してみましょう。

第4章 あらゆる場面で役立つ「プラスαの動き方」

②胸は高めに張りつつ肩を上げ、二の腕は少し後ろへ引く

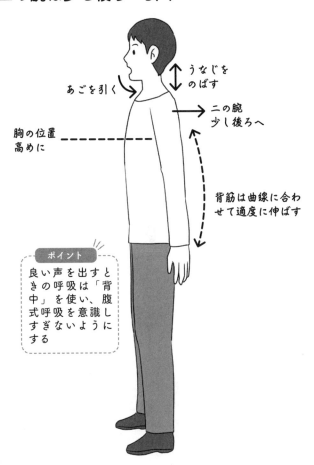

あごを引く

うなじをのばす

二の腕少し後ろへ

胸の位置高めに

背筋は曲線に合わせて適度に伸ばす

ポイント
良い声を出すときの呼吸は「背中」を使い、腹式呼吸を意識しすぎないようにする

★良い呼吸をするために…
背筋に無理に力を入れすぎないようにする

動き方

足元に水が飛び散らない顔の洗い方

顔を洗う度に、気づいたら足元がびちょびちょになっていませんか。洗面台からの距離、洗うときの頭の位置を少し改善することで、水が飛び散らずに顔が洗えます。

①洗面台からの空間を確保し、お尻を後ろへ出す

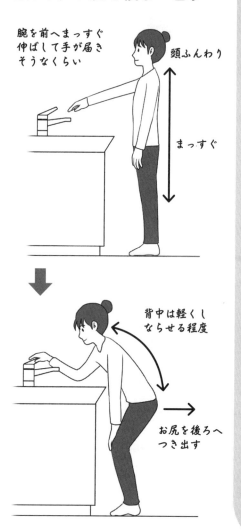

腕を前へまっすぐ伸ばして手が届きそうなくらい

頭ふんわり

まっすぐ

背中は軽くしならせる程度

お尻を後ろへつき出す

②洗面台の奥まで頭を突っ込まないように頭をかがめる

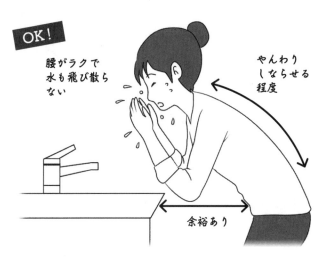

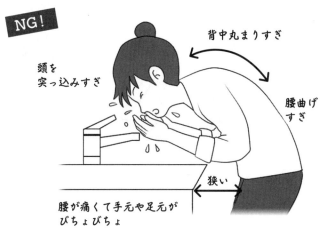

動き方

ひざを痛めないスクワット

スクワットは、下半身を鍛える効果の高いトレーニング。でも、やり方を間違えると、ひざを痛めてしまいます。ひざに負担の少ない、スクワットのやり方とポイントを解説します。

①ひざを前に出しすぎない

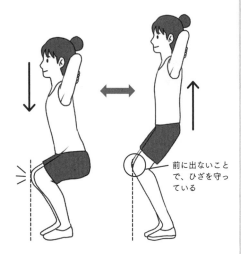

前に出ないことで、ひざを守っている

ひざが前に出ないために…

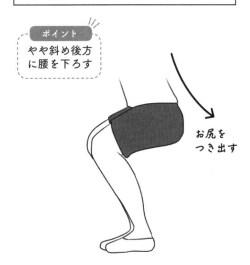

ポイント
やや斜め後方に腰を下ろす

お尻をつき出す

②つま先の向きにひざを向ける

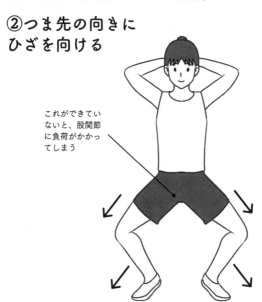

これができていないと、股関節に負荷がかかってしまう

③反動を使わない

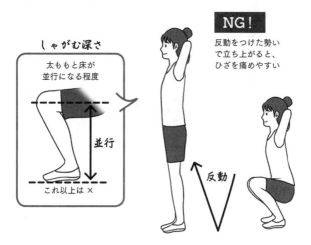

しゃがむ深さ
太ももと床が並行になる程度
並行
これ以上は ×

NG!
反動をつけた勢いで立ち上がると、ひざを痛めやすい

反動

動き方

高く跳べるジャンプの仕方

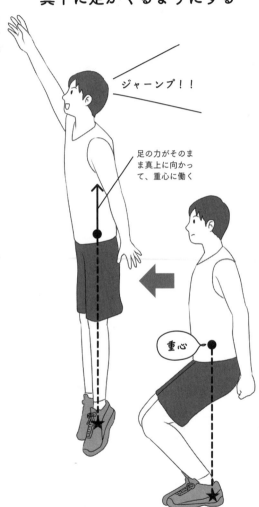

①ひざを前に曲げ、重心の真下に足がくるようにする

ジャーンプ!!

足の力がそのまま真上に向かって、重心に働く

重心

ジャンプ力が高まれば身体能力もアップし、全身の筋肉を柔軟に使いこなせるようになります。日常生活においても体の動きがスムーズに!

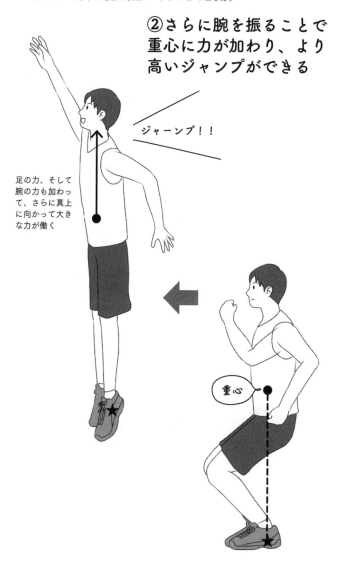

動き方

正確にボールを蹴れる足の動かし方

①股関節から下の筋肉を脱力させる

だらーん

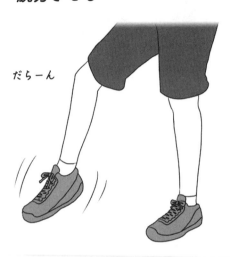

②力を抜いた方の足を、振り子のようにスイング

ぶらん ぶらん…

ぶらん ぶらん…

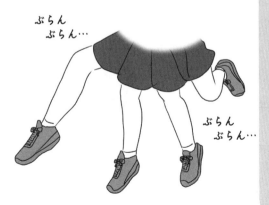

遠心力と重さを体感

少しでも遠くへ飛ばそうと、ついカいっぱい蹴ってしまうボール。これでは、ひざを痛めてしまいます。足の重さと遠心力を使えば、楽にボールの動きをコントロールできます。

③リラックスしたままの状態で、ボールを蹴る

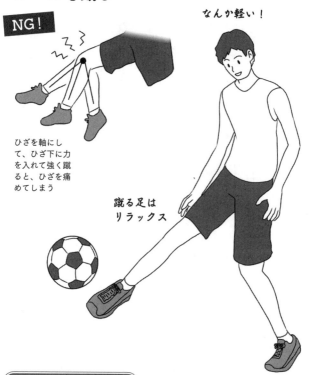

NG!

ひざを軸にして、ひざ下に力を入れて強く蹴ると、ひざを痛めてしまう

なんか軽い！

蹴る足はリラックス

こんな効果が！

足に余計な力が入らないので、ボールコントロールが正確になる

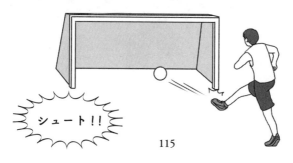

シュート!!

コラム

風船のふくらませ方

風船をいざふくらませようとすると、ほっぺばかりに力が入ってしまい、息だけ苦しくなることはありませんか。実は、口ではなく腹から空気を入れれば、楽にふくらむのです。

①腹式呼吸を使う

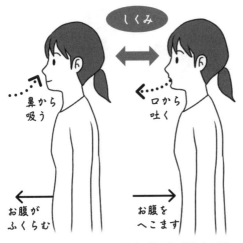

これがうまくできるようになると、肩や首、喉などの余計な筋肉を使わなくても大丈夫になる

ほっぺで空気を入れない

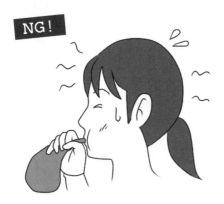

②腹から空気を入れる
鼻から空気を吸ったら、一気に腹から吐き出す

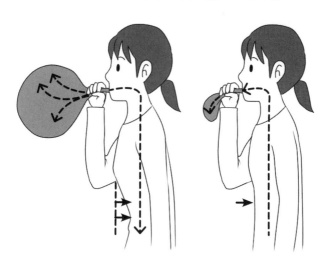

お腹から空気を押し出す「ポンプ」のように

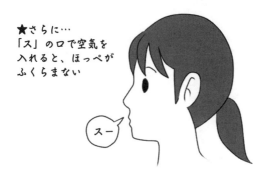

★さらに…
「ス」の口で空気を入れると、ほっぺがふくらまない

スー

第5章

日々の家事が楽になる「体の使い方」

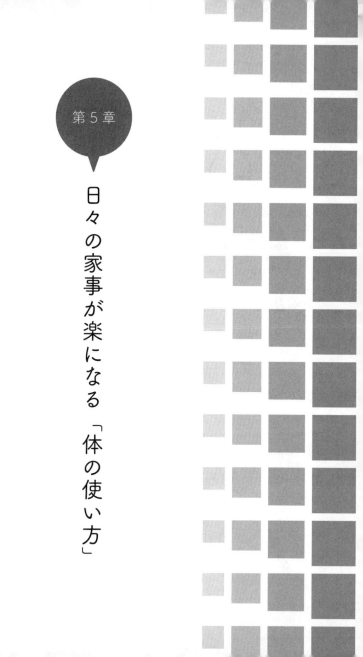

動かし方

疲れにくい掃除機の持ち方・かけ方

掃除機はかけるだけでなく、重たい本体を持ち上げて使う、疲れる家事の一つ。掃除機を楽に上手に使いこなす方法を、「持ち方」「使い方」に分けて考えましょう。

重さを軽減する方法〜持ち方〜

中指・薬指を中心に持つ

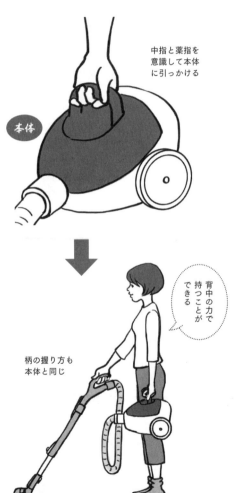

中指と薬指を意識して本体に引っかける

本体

柄の握り方も本体と同じ

背中の力で持つことができる

楽に掃除する方法〜使い方〜

①自分の腰と掃除機本体の高さを合わせる

持ち上げるとき

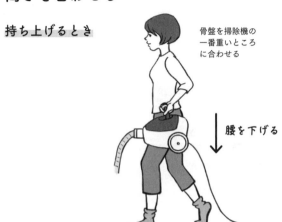

骨盤を掃除機の一番重いところに合わせる

腰を下げる

②足を前後に開き、前の足と柄が平行になるようにする

かけるとき

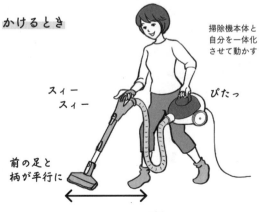

掃除機本体と自分を一体化させて動かす

スィースィー

ぴたっ

前の足と柄が平行に

動かし方

腕だけに負担をかけないアイロンのかけ方

アイロンがけはシャツ一枚ならいざ知らず、家族の分となると重労働。肩や腰、手が疲れてきます。コツは倒れる力をうまく利用しましょう。

①アイロンは指に軽く添えるイメージで持つ

OK!

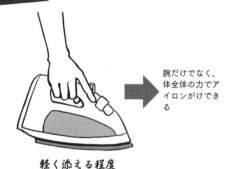

軽く添える程度

腕だけでなく、体全体の力でアイロンがけできる

NG!

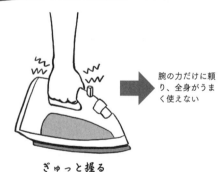

ぎゅっと握る

腕の力だけに頼り、全身がうまく使えない

> 腕の力でアイロンを動かすことで、肩や腰に負担が集中してしまう

②倒れる力を引き出す

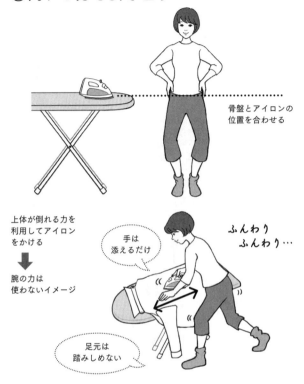

骨盤とアイロンの位置を合わせる

上体が倒れる力を利用してアイロンをかける
↓
腕の力は使わないイメージ

手は添えるだけ

ふんわりふんわり…

足元は踏みしめない

低いアイロン台の場合

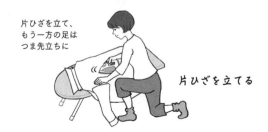

片ひざを立て、もう一方の足はつま先立ちに

片ひざを立てる

動かし方

力を抜いてできる洗濯物の干し方

①干す場所から近すぎない位置に立ち、腕を鎖骨から動かす

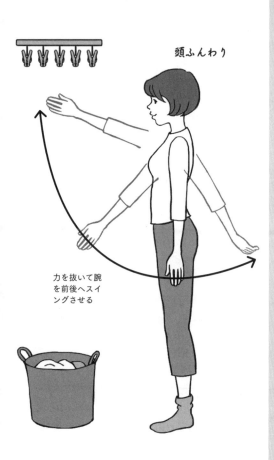

頭ふんわり

力を抜いて腕を前後へスイングさせる

洗濯は洗濯機がやってくれても、干すのは自分。それがしんどいと感じたことはありませんか。洗濯物を干すときに自分の立つ位置を変えてみましょう。

②腰を反らさず、軽くあごを上げる

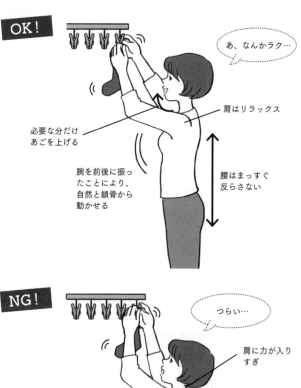

立ち方

上手に包丁を使える姿勢

包丁を握る前に、気をつけたいのが姿勢です。間違った姿勢だと、包丁を持つ手の妨げになり、ケガをしやすくなります。疲れずに心地よく料理できる正しい姿勢を身につけましょう。

①調理台から、こぶし1つ分あけてまっすぐ立つ

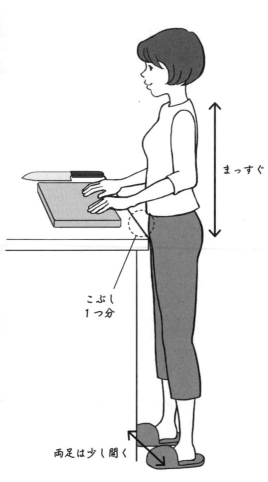

まっすぐ

こぶし1つ分

両足は少し開く

※調理台から近すぎても遠すぎてもうまく切れない

第5章 日々の家事が楽になる「体の使い方」

②包丁を持つ手の動きをじゃましないように、利き手側の足を半歩後ろへ引く

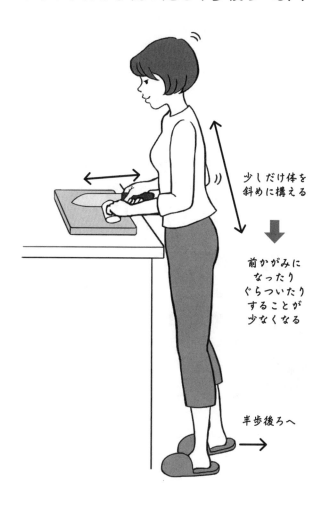

少しだけ体を斜めに構える

↓

前かがみになったりぐらついたりすることが少なくなる

半歩後ろへ →

動かし方

硬い・柔らかい物で失敗しない包丁の力の入れ方

「もっと上手に切れたら手も痛くならないし、切り口もきれいなのに」。包丁の使い方は食材によってさまざまですが、動きを少しコントロールするだけで、うまくいきますよ。

①カボチャなどの硬い食材は、「前に押す」ことを意識する

⬇

刃が挟まって、包丁が動かなくなることを改善

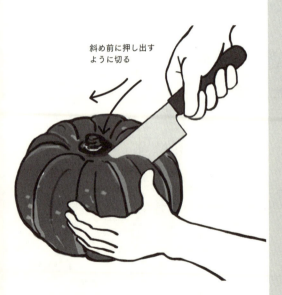

斜め前に押し出すように切る

「前に押す」ことで、包丁の動きをコントロールできる

②刺身などの柔らかい食材は、「引く」ことを意識

⬇

切り口がギザギザで食感が悪くなることを改善

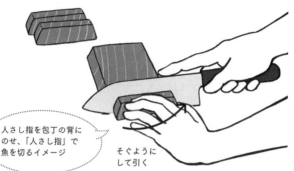

人さし指を包丁の背にのせ、「人さし指」で魚を切るイメージ

そぐようにして引く

③ロールケーキなどのつぶれやすい食材は、「前後に動かす」

⬇

クリームのとび出しや断面の変形を改善

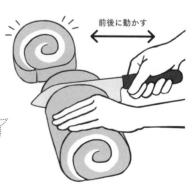

前後に動かす

ケーキはよく冷やし、包丁はお湯で温めてから切るのがオススメ

動かし方

スラスラ皮むきできる包丁の持ち方

野菜や果物などの皮むきで、包丁に慣れているかわかるものです。実は包丁を動かさなくても、指や食材をうまく動かすだけで、スムーズに皮がむけますよ。

〜大根の皮むきの場合〜
①あまり角度をつけずに、包丁の刃を入れる

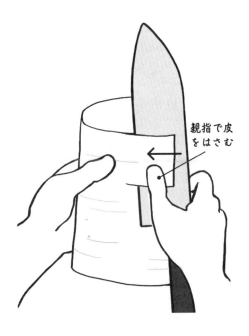

親指で皮をはさむ

ゆっくり滑らせるようにして動かす

②左手で食材を右へ回し、むけた皮を右手の親指を右へ送り出す

包丁は動かさないイメージ

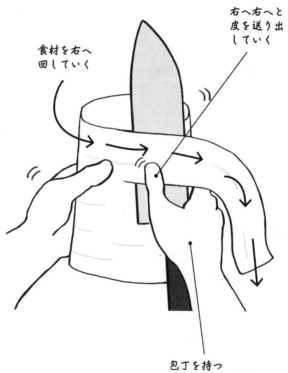

食材を右へ回していく

右へ右へと皮を送り出していく

包丁を持つ右手の位置は固定

動き方

安定してテーブルにお皿を置く方法

①足を前後に開いて、前かがみの姿勢をとる

両足をそろえる

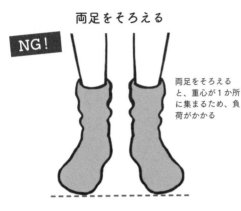

NG!

両足をそろえると、重心が1か所に集まるため、負荷がかかる

足を前後に置く

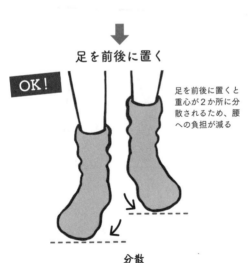

OK!

足を前後に置くと重心が2か所に分散されるため、腰への負担が減る

分散

料理のお皿をテーブルに置く際に、前で足をそろえ、上半身をかがめて置く姿勢は、腰に負担をかけます。足の置き方を変えるだけで、それを解消することができるのです。

②テーブルの高さによって、お皿を置くときのポーズを変える

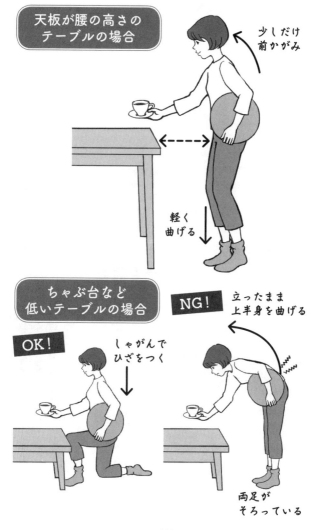

立ち方

疲れない食器の洗い方

同じ姿勢で洗い物をしていて腰がつらくなるのは、シンクに対して、つま先を前に向けているため。つま先の向きを変え、股関節をゆるめるだけで、驚くほど楽になります。

①片方のつま先を外側に向け、T字をつくる

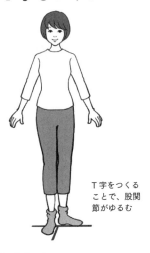

T字をつくることで、股関節がゆるむ

②骨盤と背骨はまっすぐにして、股関節から上半身を前傾

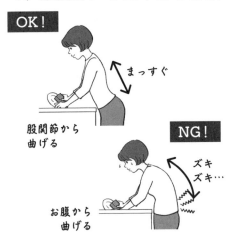

OK！　まっすぐ
股関節から曲げる

NG！　ズキズキ…
お腹から曲げる

第5章 日々の家事が楽になる「体の使い方」

> オススメ!!

片足だけ乗せる低い台を置いてみる

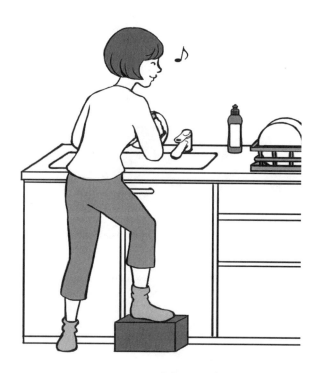

片足のつま先を
外側に向けた状態で
台に乗せる

⬇

上半身が股関節から
曲がりやすくなる

動き方

疲れがたまらない風呂掃除

①足は踏みしめず、腰はリラックスして体を固定しない

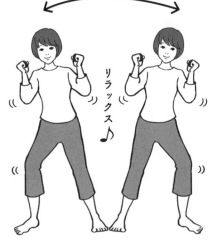

OK! 足・腰が自由自在に動く

リラックス♪

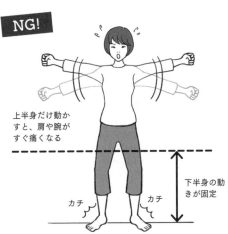

NG!

上半身だけ動かすと、肩や腕がすぐ痛くなる

下半身の動きが固定

カチ　カチ

お風呂場の掃除は腰や腕がつらく、面倒だと感じる人も少なくありません。もしかして、がっちり足を踏みしめていませんか。全身を使うようにすると、こんなに疲れ方が違うのです。

②下半身を動かしながら洗う

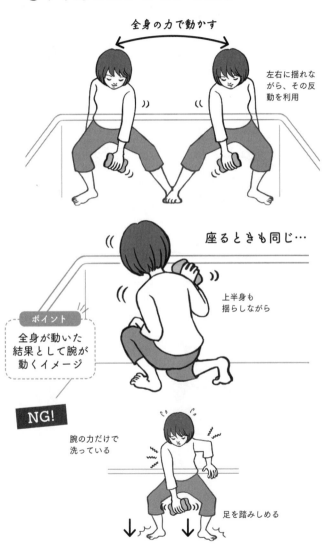

動かし方

簡単にできる雑巾の上手な絞り方

「しっかり絞ったつもりが、まだ水気が残っていた」ことありませんか。意外と知らない雑巾の絞り方。そのコツは近くに持って、遠ざけるように絞ります。

①雑巾を縦にして、右手を上、左手を下に持つ

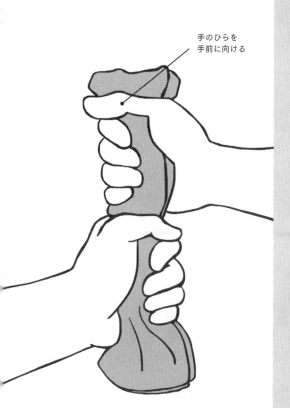

手のひらを手前に向ける

②脇をしめて、手首を内側に絞り込むようにする

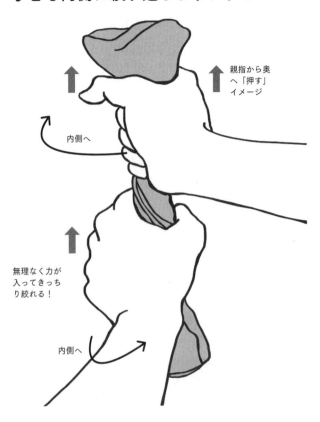

動き方

腕だけに負担をかけない窓ふき

窓ふきの翌日は、肩や腕が筋肉痛になりがちで、できればやりたくない家事の一つ。腕の力だけに頼らず、下半身の力もうまく使えば、疲れを軽減できます。

①腕の力を左右に働かせる

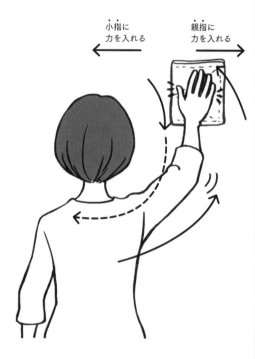

← 小指に力を入れる　　親指に力を入れる →

力の入れ方

★内側に動かすとき
　肩甲骨と小指に力が入る

★外側に動かすとき
　親指と大胸筋に力が入る

第5章 日々の家事が楽になる「体の使い方」

②腕の力に合わせ、足の体重を移動する

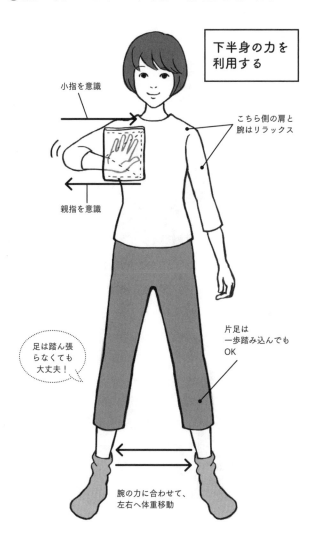

動き方

腰を痛めない床掃除

床の汚れを雑巾で拭こうとしてしゃがむ。その姿勢が、つらいと思った経験はありませんか。安心して拭き掃除をするためには、正しい姿勢の保ち方と進み方が大切です。

①つま先を広げ、股関節から上体を曲げる

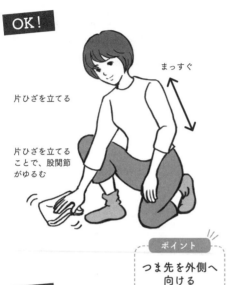

OK!
- まっすぐ
- 片ひざを立てる
- 片ひざを立てることで、股関節がゆるむ

ポイント
つま先を外側へ向ける

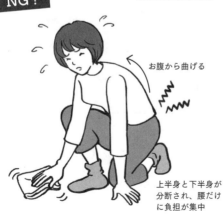

NG!
- お腹から曲げる
- 上半身と下半身が分断され、腰だけに負担が集中

第5章 日々の家事が楽になる「体の使い方」

②股関節からひざを倒していく

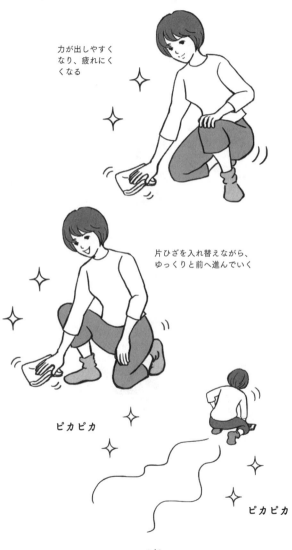

力が出しやすくなり、疲れにくくなる

片ひざを入れ替えながら、ゆっくりと前へ進んでいく

ピカピカ

ピカピカ

コラム

腰を痛めない草むしり

しゃがんだ体勢で続ける草むしりは、足腰に負担を与えがち。少しでも疲れにくい方法があるなら、知っておきたいですよね。股関節を上手に使ったポーズで、姿勢を改善しましょう。

①肩幅くらいに足を開き、股関節からしゃがむ

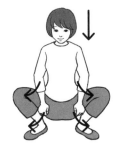

ひざとつま先を外側へ向けながら、深くしゃがむ

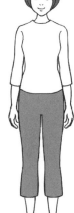

肩幅くらい

まっすぐ

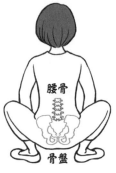

腰骨
骨盤

腰骨と骨盤をまっすぐに

横から

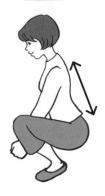

②股関節からひざを倒して進む

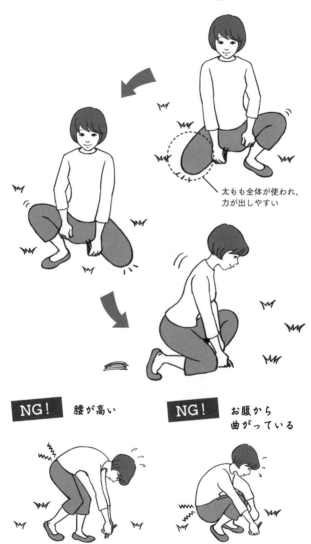

第6章

体と心をいたわる「ストレッチ」

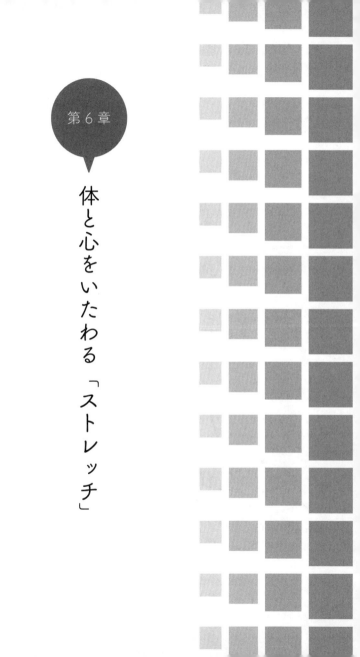

揉み方

腰痛改善のふくらはぎの揉み方

① イスか床に座り、刺激する側のひざを曲げる

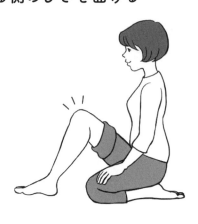

② つま先をゆっくり3回上下させる

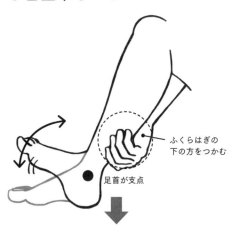

ふくらはぎの下の方をつかむ

足首が支点

血流が増大し、ひざ下がポカポカしてくる

「痛みの原因は痛いところにある」とは限りません。実は、別のところに原因があることがほとんど。腰痛もふくらはぎの筋肉をほぐすことで、痛みが軽減する手助けになりますよ。

第6章 体と心をいたわる「ストレッチ」

③手の位置を少しずつずらし、ふくらはぎのコリをつかみながら、つま先をゆっくり3回上下させる

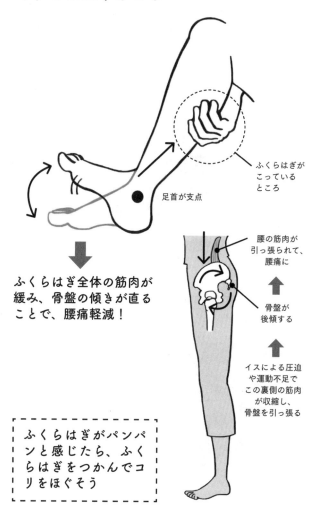

足首が支点

ふくらはぎがこっているところ

↓

ふくらはぎ全体の筋肉が緩み、骨盤の傾きが直ることで、腰痛軽減！

腰の筋肉が引っ張られて、腰痛に

骨盤が後傾する

↑

イスによる圧迫や運動不足でこの裏側の筋肉が収縮し、骨盤を引っ張る

ふくらはぎがパンパンと感じたら、ふくらはぎをつかんでコリをほぐそう

伸ばし方

長時間のデスクワークに効く肩の回し方

仕事や生活習慣で、首や肩はガチガチ…。イスに座ったままの状態で、仕事中でもできる「イストレッチ」を行い、全身のコリをほぐしましょう。

①肩回しストレッチ

肩甲骨をギュッと寄せる&ゆるめる動作で、肩周りの血流改善

ひじを肩より高く上げてから回す

両手を軽く握り3秒かけてひじを後ろへ大きく回す

肩甲骨をギュッと寄せたら脱力
×
5回くり返し

②肩左右ストレッチ

手を頭にのせ、上体を左右に倒す

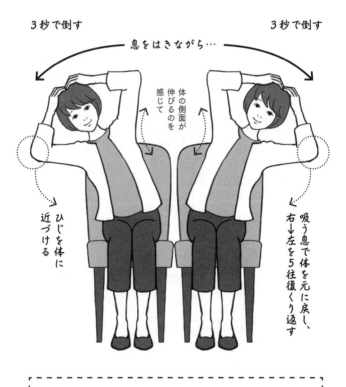

3秒で倒す　息をはきながら…　3秒で倒す

体の側面が伸びるのを感じて

ひじを体に近づける

吸う息で体を元に戻し、右→左を5往復くり返す

カチカチに固まった腰がほぐれることで、
上体全体がポカポカに

動かし方

①足上げストレッチ

お尻の筋肉を刺激して、圧迫されて滞った足の付け根の血流も改善

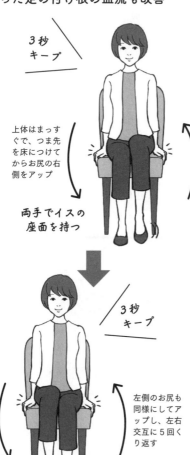

3秒キープ

上体はまっすぐで、つま先を床につけてからお尻の右側をアップ

両手でイスの座面を持つ

3秒キープ

左側のお尻も同様にしてアップし、左右交互に5回くり返す

両手でイスの座面を持つ

お尻や股関節・足をやわらげる足の動かし方

本来、足の筋肉のポンプ作用で血液が心臓に戻されるはずが、座って足を動かさないと、ふくらはぎや太ももはパンパン。そんな足のむくみ解消に効くストレッチを伝授します。

第6章 体と心をいたわる「ストレッチ」

②つま先上げストレッチ

前すねとふくらはぎを縮めるように足を動かすと、筋肉のポンプ作用を高める

仕事をしながら、つま先をアップダウン。こっそりできるストレッチ！

ひざ下を床から垂直にして、足裏を床につけてつま先アップ

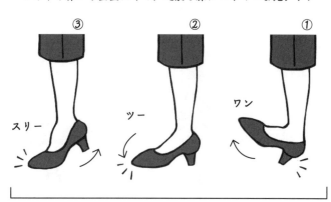

③ スリー　② ツー　① ワン

一連の動作で3秒
×10回くり返し

ツボの押し方

首や手・腕の張りをほぐす筋肉刺激

肩こりは肩を、腰痛は腰をもんでも、根本的な改善にならないことがよくあります。実は、痛みと連動している筋肉をほぐすことが、一番効果的なのです。そのほぐし方を紹介します。

首の上の方の張り
（耳の付け根あたり）

首が張っている方のひじの下の外側を、逆の手の親指でほぐす

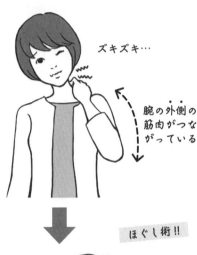

ズキズキ…

腕の外側の筋肉がつながっている

ほぐし術!!

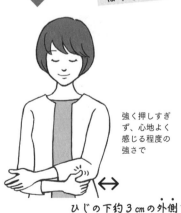

強く押しすぎず、心地よく感じる程度の強さで

ひじの下約3cmの外側をもみほぐす

首の下の方の張り
（首の付け根あたり）

首が張っている方のひじの下の内側を、逆の手の親指でほぐす

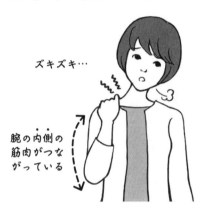

ズキズキ…

腕の内側の筋肉がつながっている

痛みに連動する筋肉の場所を知り、根本的な改善を目指す

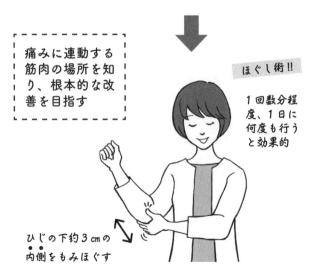

ほぐし術!!

1回数分程度、1日に何度も行うと効果的

ひじの下約3cmの内側をもみほぐす

手や腕の張り
～長時間のスマホ～

張っている方の手の中の筋肉をほぐすことで、緊張をとる

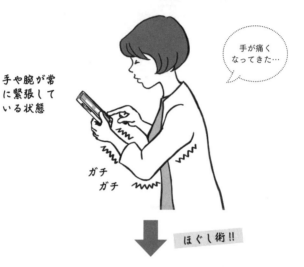

ほぐし術!!

張っている方の手の人差し指の付け根から、爪の先に向かってこする

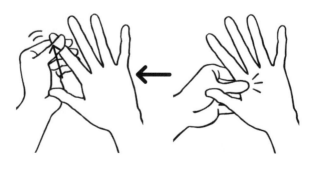

寝違え

寝違えた側の腕の脇の筋肉をほぐすことで、痛みが軽減

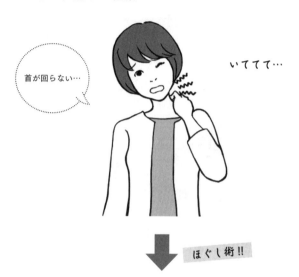

ほぐし術!!

寝違えた側の腕を上げ、もう片方の手で脇の後ろの筋肉を押す

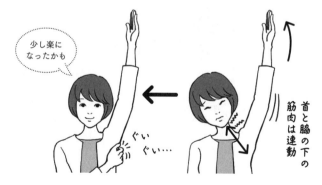

伸ばし方

ずっと下向きだった首に効く伸ばし方

下を向いて集中して取り組んでいると、首の筋肉がこり固まり、激痛が走ることがあります。疲れやすい筋肉の場所を知り、優しくほぐして、体をケアしてあげましょう。

①両手で鎖骨を押さえる

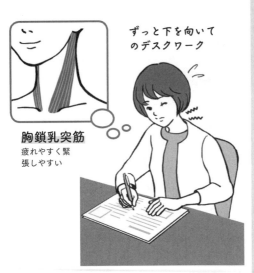

ずっと下を向いてのデスクワーク

胸鎖乳突筋
疲れやすく緊張しやすい

疲れ切っているこの筋肉をほぐすために…

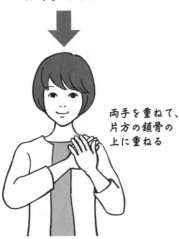

両手を重ねて、片方の鎖骨の上に重ねる

②顔を斜め45°に向いて、あごを上に向ける

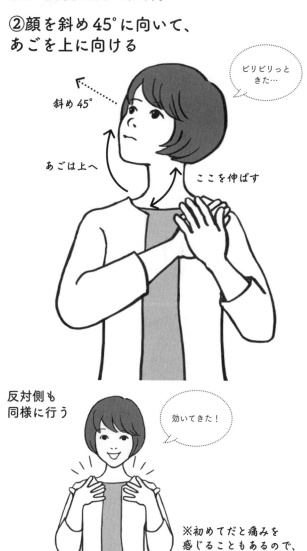

動かし方

首・肩のこりを解きほぐす首の回し方

① 首を右回り、左回りと交互に回してみる

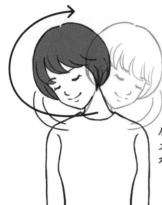

肩の力を抜き、大きくゆっくり右へ回す

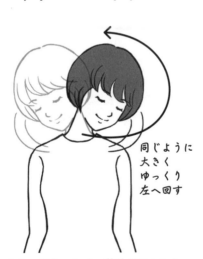

同じように大きくゆっくり左へ回す

交互に行うことで、緊張がほぐれる

筋肉は動かさずにいると、どんどん固くなってしまいます。そして、血流が悪くなり、むくみやだるさの原因に。筋肉を動かすストレッチで、体のこりをほぐしてあげましょう。

第6章 体と心をいたわる「ストレッチ」

②厚めの本を頭上に持ち上げてみる

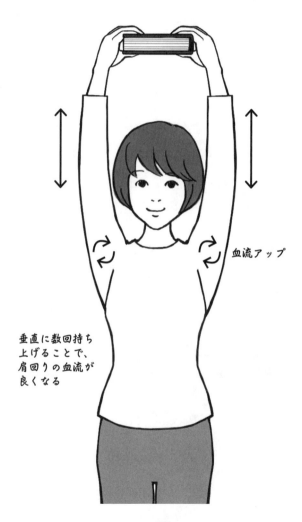

血流アップ

垂直に数回持ち上げることで、肩回りの血流が良くなる

伸ばし方

腰痛と冷え解消のお尻のほぐし方

①イスに浅く座り、かかとを地につけ、つま先は上にして、上半身を倒す

太ももとふくらはぎの裏を伸ばすウォーミングアップ！

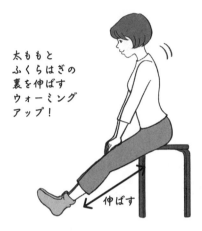

伸ばす

②片足のくるぶしを逆足のひざ近くの太ももの上に乗せる

ひょい

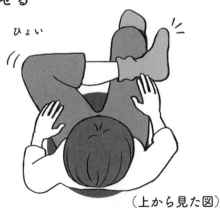

（上から見た図）

お尻の冷えはあまり自覚症状がなく、気がつくとこり固まって、腰痛など全身に不調が広がってしまいます。お尻ストレッチで、お尻の筋肉をしっかりほぐしていきましょう。

③背筋を伸ばしながら、上半身を前へ倒し、お尻の筋肉をストレッチ

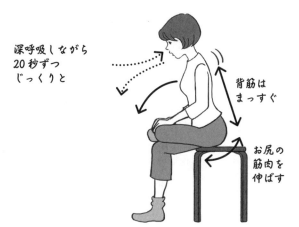

④逆側の足も同じように行うと…足元が軽くなり、下半身もじんわり！

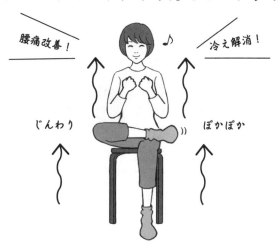

動かし方

「いま」できる目の疲れのほぐし方

①目の筋肉をストレッチ

思い切り開く　　　思い切り閉じて…

ぱっ！

ぎゅー

これを10回くり返している間に、両手のひらをスリスリして温めておく

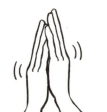

②目の周りの丸い骨のふちを手のひらで覆うように、目を閉じて乗せる

深呼吸10回分温めておく

ココ

じんわり…　　じんわり…

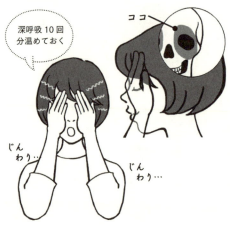

スマホやパソコンなどの画面を見ていると、まばたきが減り、目の周りの筋肉もこり固まります。手のひらの温かさで、目をふんわり優しくマッサージしてあげましょう。

③手のひらをふんわり乗せたまま、ゆっくり優しく右回りに動かす

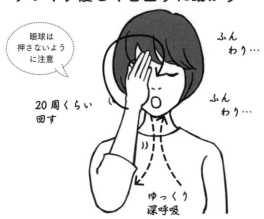

④そっと手を離すと…目がじんわりほぐれる

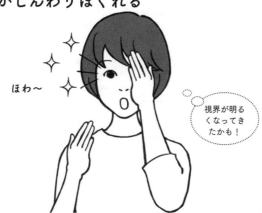

目の栄養は「酸素と血流」とも言われているため、深呼吸も疲れ目改善のカギ!

寝方

腰が痛くならない寝方

朝、目が覚めるとなぜか腰が痛いという経験はありませんか。実は、睡眠時の姿勢によっては腰に負担がかかっています。自分に適した寝方をして腰痛を防ぎましょう。

①横向きで足の間にクッションをはさむことで、腰痛が軽減

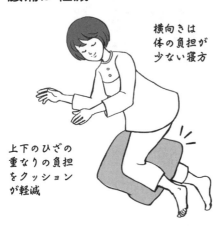

横向きは体の負担が少ない寝方

上下のひざの重なりの負担をクッションが軽減

②抱き枕を抱えることで、肩の痛みも軽減

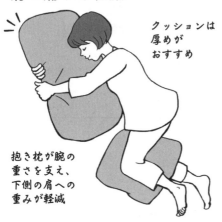

クッションは厚めがおすすめ

抱き枕が腕の重さを支え、下側の肩への重みが軽減

③バスタオルを腰に巻き、仰向けで寝ることで、背中の筋肉を緩める

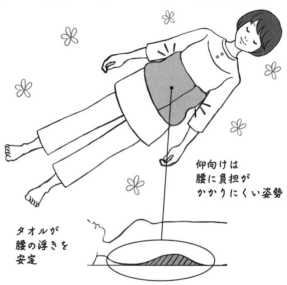

リラックス…

仰向けは腰に負担がかかりにくい姿勢

タオルが腰の浮きを安定

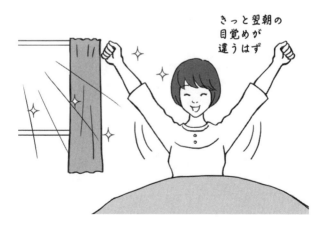

きっと翌朝の目覚めが違うはず

起き方

スッキリ目覚める起き方

特に冬の寒いとき起きるのがつらいと思いますよね。「もっと寝てたい」が「起きたい」に変わるテクニックを伝授します。気持ちいい朝が迎えられますよ。

①目が覚めたら、布団の中で体を動かす

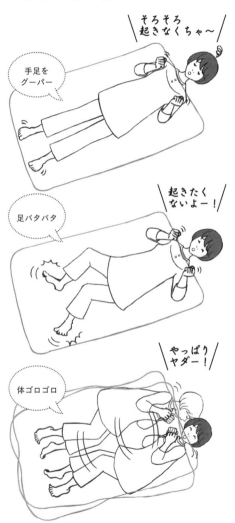

そろそろ起きなくちゃ〜
手足をグーパー

起きたくないよー！
足バタバタ

やっぱりヤダー！
体ゴロゴロ

第6章 体と心をいたわる「ストレッチ」

②体がポカポカ温まったら、布団から出て朝日を浴びる

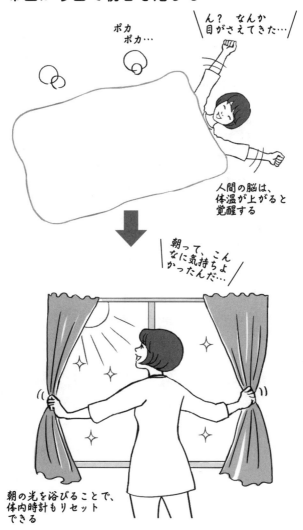

起き方

眠気覚ましの両耳たぶの使い方

①両手で左右の耳たぶを持ち、下にゆっくり引っ張る

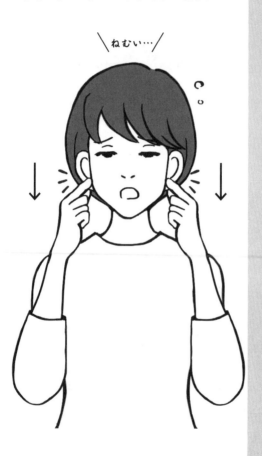

\ねむい…/

仕事中や授業中に突然襲ってくる眠気。「寝ちゃいけないけど、どうしても眠くて仕方がない…」というとき、周りにばれない眠気覚ましの方法をこっそりやってみましょう。

第6章 体と心をいたわる「ストレッチ」

②3秒引っ張ったら、パチンとはなす
（4〜5回くり返す）

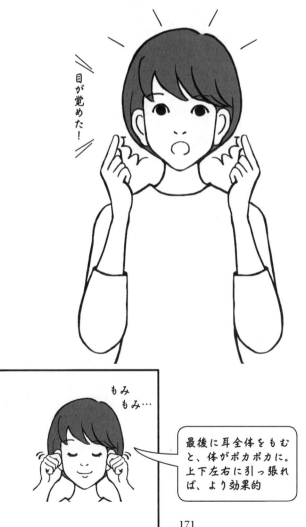

目が覚めた！

もみもみ…

最後に耳全体をもむと、体がポカポカに。上下左右に引っ張れば、より効果的

伸ばし方

緊張をほぐすストレッチ

会議やプレゼンなどの緊張する場面では、血管が収縮して筋肉は硬くなります。イスに座ったままできる緊張をほぐすストレッチで、事前に筋肉を柔らかくしてから臨みましょう。

①肩回りの筋肉を緩める
（3～4セット）

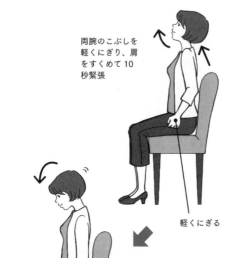

両腕のこぶしを軽くにぎり、肩をすくめて10秒緊張

軽くにぎる

一気に脱力して、肩と腕を落とし、首も脱力して前へ

脱力

筋肉が硬いままだと、発想まで硬くなる

筋肉が柔らかいと、頭まで柔らかくなり、画期的アイディアが出る

第6章 体と心をいたわる「ストレッチ」

②肩甲骨周辺の動的ストレッチ
（左右各後ろ回し20回、前回し10回）

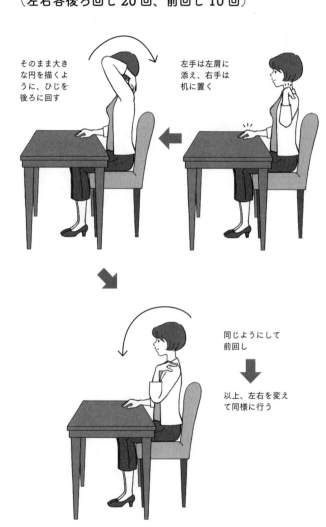

③背中の3ウェイストレッチ
（左右各30秒 ×1～2セット）

右手を左後頭部に添え、その重みで斜め下に倒して、左側の首筋を伸ばす

※首と肩の力は抜く

左手で背もたれの右側を持つ

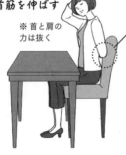

左腕を根元から内向きに回し、右手で左手首をつかむ

回す
つかむ
ひっぱる
左の肩甲骨を伸ばす

右手を机の手前につき、左手を右側へ伸ばす

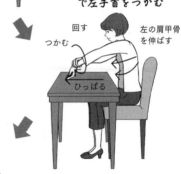

左手をできるだけ遠くへ滑らせる
滑らせる
左の肩甲骨を伸ばす

➡ 以上、左右を変えて同様に行う

第6章 体と心をいたわる「ストレッチ」

④お尻の3ウェイストレッチ
(左右各30秒 ×1〜2セット)

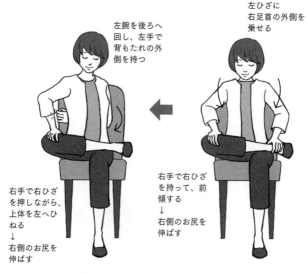

左ひざに右足首の外側を乗せる

右手で右ひざを持って、前傾する
↓
右側のお尻を伸ばす

左腕を後ろへ回し、左手で背もたれの外側を持つ

右手で右ひざを押しながら、上体を左へひねる
↓
右側のお尻を伸ばす

左手で右ひざを押しながら、上体を右へひねる
↓
右側のお尻を伸ばす

右腕を後ろへ回し、右手で背もたれの左側を持つ

➡ 左右を変えて同様に行う

⑤体側のストレッチ
（左右各30秒 × 1〜2セット）

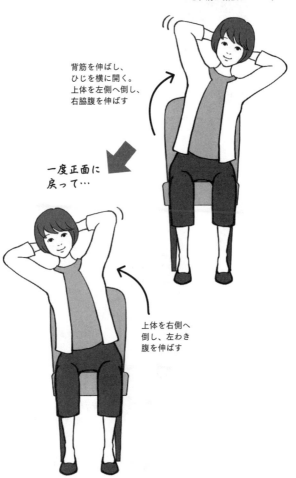

両手を頭の後ろに添える
（無理に両手を組もうとすると、肩が緊張するため）

背筋を伸ばし、
ひじを横に開く。
上体を左側へ倒し、
右脇腹を伸ばす

一度正面に
戻って…

上体を右側へ
倒し、左わき
腹を伸ばす

⑥背骨周辺の3ウェイストレッチ
（左右各30秒 ×1〜2セット）

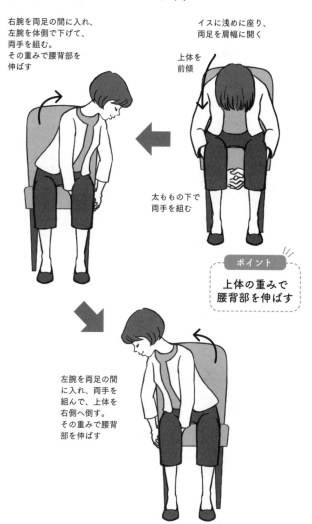

右腕を両足の間に入れ、左腕を体側で下げて、両手を組む。その重みで腰背部を伸ばす

イスに浅めに座り、両足を肩幅に開く

上体を前傾

太ももの下で両手を組む

ポイント

上体の重みで腰背部を伸ばす

左腕を両足の間に入れ、両手を組んで、上体を右側へ倒す。その重みで腰背部を伸ばす

動かし方

だるさを吹き飛ばすリフレッシュ法

なかなか運動する時間がない人のための、仕事や家事をしながらできる、「ながらストレッチ」を紹介します。ストレッチを意識した生活に変え、体の調子を整えましょう。

①手首グルグル

長時間の調理やPC作業での「腕から先」の疲れに効く

両手指を組む

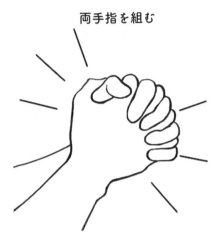

手首をぐるぐる回す

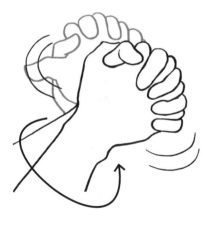

②足指でグーチョキパー

足指の重さや足そのもののむくみを
解消するのに効果的

足指ジャンケンポン！

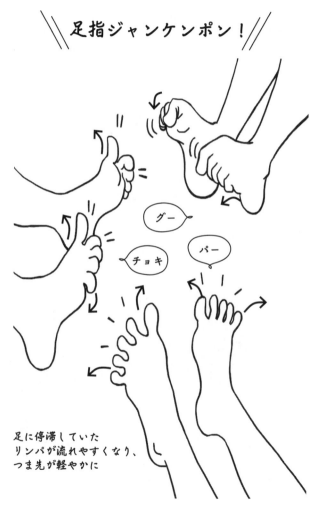

足に停滞していた
リンパが流れやすくなり、
つま先が軽やかに

ツボの押し方

片鼻呼吸法 やる気が出てくる

①両鼻で深呼吸を3回した後、片手で両鼻をつまむ

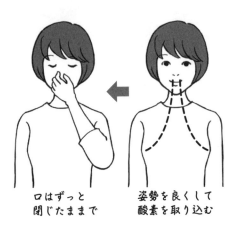

口はずっと閉じたままで

姿勢を良くして酸素を取り込む

②右鼻の指を離し、4秒かけて吸い、4秒かけて吐いたら指を戻す

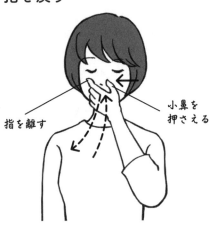

小鼻を押さえる

指を離す

片鼻で呼吸することで血流が促進、脳に酸素や栄養が送られて活性化すると言われています。その仕組みを使って、頭スッキリ、やる気をアップさせましょう。

③左鼻の指を離し、4秒かけて吸い、4秒かけて吐いたら指を戻す

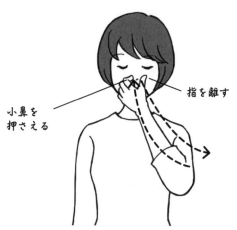

②と③を繰り返してみると…

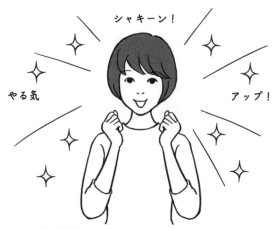

自律神経も調整され、快眠にもつながる

伸ばし方

集中したいときの「瞑想ストレッチ」

①背筋を伸ばしてイスに座り、2〜3回腹式呼吸後、自然な呼吸に

へその両側に手を置く

気持ちが落ち着いたら、腹式呼吸に

②右手で右肩、左手で左肩の先端をゆっくり、そっとつかむ

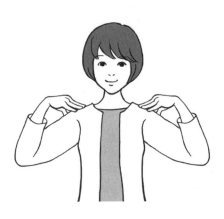

肩を回し、骨や筋肉などの感覚に意識を向けると、体や脳がリラックス。心の中で動きを確認することで脳が安定し、より高い集中力が養われます。

③心の中で「右肩を回します」と言ってから、ひじを外側にして、大きく肩を回す

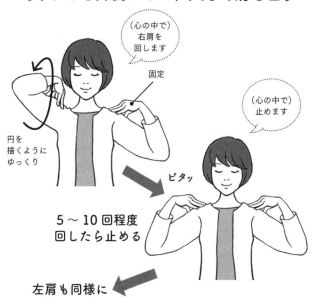

④最後は同様に両肩を回して、静かに終了する

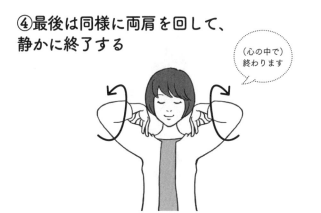

コラム

脳が切り替わる「パワーポーズ」

①一人になれる時間を作り、「自分ができる」フリをする

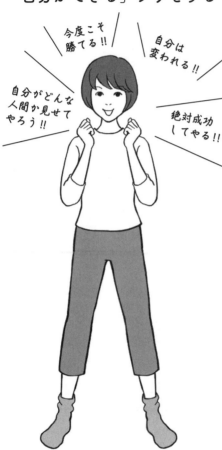

- 今度こそ勝てる!!
- 自分は変われる!!
- 自分がどんな人間か見せてやろう!!
- 絶対成功してやる!!

一人になり、心を落ち着かせてから、未来の明るい自分を思い描く

自信のなさが結果に出てしまうってこ とありませんか。自信がないときは、 あえて「パワーポーズ」をしましょう。 みるみる力がでてきますよ。

②体から力があふれる「パワーポーズ」

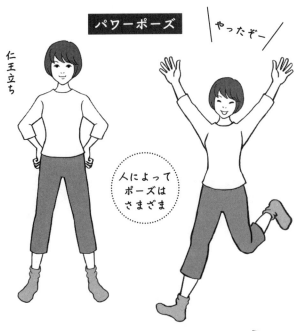

力強いポーズが脳を切り替え、心を動かして、自信につないでいく

こんなポーズはダメ!!

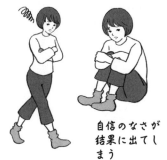

自信のなさが結果に出てしまう

本文デザイン・DTP　◇　リクリ・デザインワークス
帯イラスト　◇　柴山ヒデアキ
本文イラスト1・2章　◇　横山英史
本文イラスト3・4章　◇　柴山ヒデアキ
本文イラスト5・6章　◇　イナアキコ
編集協力　◇　スタジオポルト

主な参考文献

『体の使い方を変えればこんなに疲れない!』(産業編集センター)岡田慎一郎・著、『40歳からの不調がみるみる良くなる体の使い方』(産業編集センター)岡田慎一郎・著、『イラストでわかる疲れないカラダの使い方図鑑』(池田書店)木野村朱美・著、『職場で、家で、学校で、働くあなたの疲れをほぐすすごいストレッチ』(エムディエヌコーポレーション)崎田ミナ・著 for.R整体院田中千哉・監修、『古武術で毎日がラクラク! ──疲れない、ケガしない体の使い方』(祥伝社)荻野アンナ・著、甲野善紀・指導、『オトナ女子の不調をなくすカラダにいいこと大全』(サンクチュアリ出版)小池弘人・著、『〈パワーポーズ〉が最高の自分を創る』(早川書房)エイミー・カディ・著、石垣賀子・翻訳、『健康生活マガジン「健康一番」』(コーチング・クリニック8月号増刊)(ベースボール・マガジン社)、『日経ヘルス2018年1月号』(日経BP)『日経WOMAN 2015年6月号』(日経BP)『日経おとなのOFF 2017年10月号』(日経BP) など

主な参考webページ

TEIJIN Sleep Styles、TaKaSa Oasis blog、LINEDROPS、excite ニュース、Woman excite、くらしの情報サイト NHK「らいふ」、TOKYO GAS「ウチコト」、Tarzan、Tap-biz、NIKKEI STYLE、オリーブオイルをひとまわし、肩こり女子の! 働き方改革、妊娠&子育て応援サイト!・ママとパパの悩みを解決 MARCH、キナリノ、価格.com マガジン、ベネッセの介護相談室、特選街web、マイナビウーマン、マイナビ学生の窓口フレッシャーズ、吉田治療院、「レッツ倶楽部」桜町、JAPAN ARM WRESTLING ASSOCIATION、GAZOO、ESSE online、日産ドライブナビ、Canon Japan、おたる政寿司、All About 暮らし、兵庫県健康財団、トラストホテルブライダルサービス、江崎グリコ「POWER PRODUCTION MAGAZIN」、CHANTO など

青春新書
PLAYBOOKS

人生を自由自在に活動(プレイ)する

人生の活動源として

いま要求される新しい気運は、最も現実的な生々しい時代に吐息する大衆の活力と活動源である。

文明はすべてを合理化し、自主的精神はますます衰退に瀕し、自由は奪われようとしている今日、プレイブックスに課せられた役割と必要は広く新鮮な願いとなろう。

いわゆる知識人にもとめる書物は数多く窺うまでもない。

本刊行は、在来の観念類型を打破し、謂わば現代生活の機能に即する潤滑油として、逞しい生命を吹込もうとするものである。

われわれの現状は、埃りと騒音に紛れ、雑踏に苛まれ、あくせく追われる仕事に、日々の不安は健全な精神生活を妨げる圧迫感となり、まさに現実はストレス症状を呈している。

プレイブックスは、それらすべてのうっ積を吹きとばし、自由闊達な活動力を培養し、勇気と自信を生みだす最も楽しいシリーズたらんことを、われわれは鋭意貫かんとするものである。

――創始者のことば―― 小澤和一

編者紹介
ホームライフ取材班

「暮らしをもっと楽しく！ もっと便利に！」をモットーに、日々取材を重ねているエキスパート集団。取材の対象は、料理、そうじ、片づけ、防犯など多岐にわたる。その取材力、情報網の広さには定評があり、インターネットではわからない、独自に集めたテクニックや話題を発信し続けている。

9割の人が知らずに損してる
頭のいい体の使い方便利帳

2019年10月1日　第1刷

編　者　　ホームライフ取材班

発行者　　小澤源太郎

責任編集　株式会社プライム涌光

電話　編集部　03(3203)2850

発行所　　東京都新宿区若松町12番1号　株式会社青春出版社
〒162-0056

電話　営業部　03(3207)1916　振替番号　00190-7-98602

印刷・図書印刷　　製本・フォーネット社
ISBN978-4-413-21148-2
©Home Life Shuzaihan 2019 Printed in Japan

本書の内容の一部あるいは全部を無断で複写(コピー)することは著作権法上認められている場合を除き、禁じられています。

万一、落丁、乱丁がありました節は、お取りかえします。

青春新書 PLAYBOOKS

人生を自由自在に活動する──プレイブックス

タイトル	著者	内容	番号
そのひと言がハッとさせる！ とっさの語彙力	話題の達人倶楽部[編]	たった1語を変えるだけで、こんなに印象が変わるなんて！大人の表現力とスルドい日本語感覚が一気に身につく！	P-1136
心が元気になるたった1つの休め方	植西 聰	今日からできる！3分でエネルギーが涌き始める新しい習慣	P-1137
知らずにやっているネットの危ない習慣	吉岡 豊	「超」ネット社会にダマされない、損をしない極意を大公開!!	P-1138
ゴルフは「第2の正面」でもっと飛ぶ！	上田栄民	「PGAティーチングプロアワード」最優秀賞を受賞したNo.1プロが教える画期的な飛ばしメソッド！	P-1139

お願い ページわりの関係からここでは一部の既刊本しか掲載してありません。折り込みの出版案内もご参考にご覧ください。

さらにくわしく知りたい方は以下の姉妹篇の該当ページをごらんください。

P-1144	P-1143	P-1142	P-1140
昼間口説	朴直易誘型	キャバレー嬢[醜]	小姐さん 類
誘惑の古戦場である喫茶店で女を口説く	キャバレーやナイトクラブで働く人妻…その誘惑法と注意点	夜のネオン街で働く女たち…その誘惑法と注意点	コロンビア・ホステスコールガール…その攻略法
昼間の喫茶店でうまく誘う法	ホテルまで誘惑する気の長い作戦！	毎日の常連通いで誘惑する法	ミニコミ誌のアイドルを誘いおとす法。

人妻を再度役に役立する—ブレイブックス

図4 こうすればパソコンの活用度がさらにアップする！

P-1147	悪筆克服！ 「スイスイのびやか」ワープロで 手書き文書を克服する
P-1146	部分整形 表書き5日1 「案内状を20分で書き上げる！」
P-1145	部品整理 [ビジネス]の案内の資料作成 使い回しの効く資料を
P-1141	文書作成 EXCELと連動させたWORD文書 ワンランク上のビジネス書

人を自由自在に役立てる——プレイブックス